わかる！できる！

看護主任

著 古橋 洋子
元・青森中央学院大学看護学部 教授

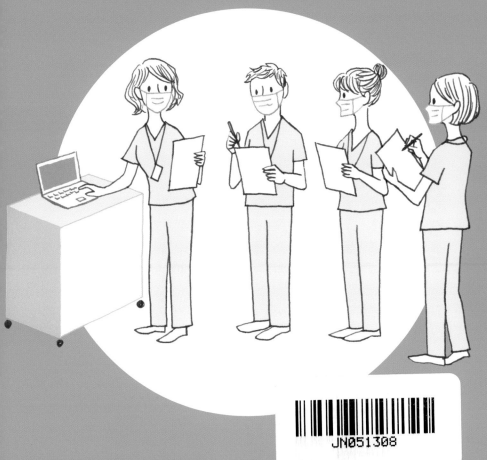

JN051308

Gakken

はじめに

　2011年3月の出来事を思い出してください．東日本大震災時には世界中の多くの国々からの災害支援や医療スタッフが派遣されてきました．また我々も医療班として派遣され，被災した人々の声を聴き，たくさんの思いを心に感じながら，この状況をどうにかしなくてはと思う気持ちで，心の痛みをこらえ被災者のために必死でした．

　このときの震災直後，世界中のメディアが伝えたことがあります．駅のプラットフォームやスーパーのレジ前に，文句を言わず整然と長時間順番を待つことができる日本人を「レジリエンスが高い国」と称賛していました．

　そのことを受けたのでしょうか，2013年2月安倍内閣が，「ナショナル・レジリエンス」という，キャッチフレーズを掲げました．それは，挫折や困難な状況からのしなやかな回復力を意味します．日本は災害立国です．毎年どこかで災害が起き，それでもしっかり立ち上がり進んできています．

　そのようななか，2018年6月に成立した国の方針「働き方改革」．要するに労働時間や働き方を考える時代に入ってきましたが，2019年12月，中国・武漢で最初の感染者が発症したとする新型コロナウイルス（COVID-19）が世界中をパンデミックに陥れ，医療界はこれまで経験したことがない感染症との闘いに明け暮れることになりました．

　所属する病院・病棟のスタッフの気持ちを，変化の波に上手に乗れる心持ちになれるように，この時代の流れを生きる我々医療職は，挫折や困難な状況からしなやかに回復していくこと（レジリエンス）を経験しながら，そして看護主任はそのよりどころとしての方法を考えて行く必要があります．

　看護主任は中間管理者です．このような時代の流れに翻弄され，何をどのように考えて，スタッフを率いていけばよいのか迷いが多いと思います．看護の質を維持し，個々のストレスを把握しながら，同時に，国が進める働き方改革では，時間外勤務は少なく・十分な休暇をとり，その人らしく生きるあり方を探ることを目指すため，看護師長とともに病棟運営を維持することが必要になっています．

本書では，看護師長予備軍としての看護主任・病棟では中堅クラスであり，スタッフからは頼りになる先輩看護師であり，質問にはいつも丁寧に答えることができる看護主任でありたいと願っている看護主任さんを対象に書いています．日々奮闘している新人看護主任，また，これから看護主任職に挑戦しようとしている中堅クラスの方に，看護主任職とはどのようなことを考え実践していくことを望まれるのかをできる限り現場に即して，すぐ参考になり実践できるように書いております．

- 看護主任は何をする人
- 看護部の組織を知る
- 看護師長の補佐とは，どのようなことを行うのか
- スタッフのロールモデルになるとは，どうすればよいのか
- 看護主任としてのリーダーシップのあり方
- 新人看護主任の学び方の1年
- 病棟スタッフの面談・方法　（看護師長と共に行う）
- 中堅看護師の離職の要因と採用面接時の注意(看護師長と共に行う)
- 看護主任のキャリアプラン
- スタッフの個別性の理解と指導方法
- さまざまなクレーム・トラブル対応のしかた

　看護主任さんが実践で困る内容を想像し，実践での出来事を思い出しながら書きました．看護師長と共通の目標をもち実践することにより，病棟管理が上手にいくことを願っています．

　本書の取り組みは，株式会社学研ホールディングス参与影山博之氏の助言・サポートを受け，株式会社学研メディカル秀潤社代表取締役社長の小袋朋子氏の援助を受け完成いたしました．またこの間，株式会社学研メディカル秀潤社は組織変更により「株式会社Gakken」としてスタートする真っただ中でありました．そのような中，発行をあきらめず何度となく打ち合わせを行いこの日を迎えることができましたのも，メディカル出版事業部の皆さんの励まし・工夫・アドバイスがあって完成いたしましたことと，感謝いたします．

2023年2月

古橋　洋子

目次

prologue
看護主任とは

看護主任の仕事

- コーチング
- カウンセリング
- メンタリング

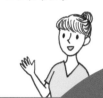

- スキルアップ
- 仕事の充実感
- 活性化チームワーク

手法

病棟成果

看護師長の補佐・代行

スタッフの声は態度で聴く

- 看護師長の求める問題
- 戦術的に同意
- 仕事を通して看護師長とともに成長

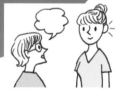

- スタッフの声は態度で聴く
- 聴くことに集中
- 話の内容を整理・反復・確認

OJTを上手に使いスタッフと職場環境を変化させる

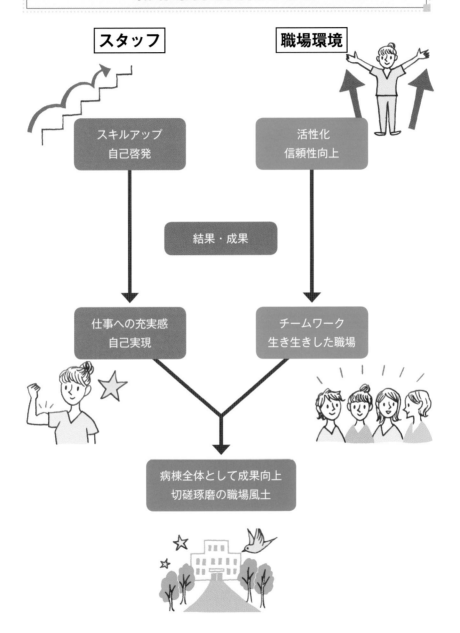

スタッフ

スキルアップ
自己啓発

職場環境

活性化
信頼性向上

結果・成果

仕事への充実感
自己実現

チームワーク
生き生きした職場

病棟全体として成果向上
切磋琢磨の職場風土

看護主任は傾聴態度を身につける

□ 耳で聞かず, 態度で聴く

- 相手の目を見る
- うなずく
- 要点はメモする

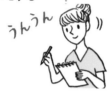

うんうん

□ 聴くことに集中

- 周りの環境に気を散らさない
- ほかのことを考えない
- 先入観や固定観念をもたない

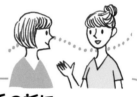

□ 話は最後まで聴く

- 途中で話の腰を折らない
- 途中で評価はしない
- 意見を言いたいときは
  ひと呼吸置く

□ 相手の話に のりながら進める

- 相づちをうつ
  （なるほど・それで）
- 話が詰まったら助け舟を出す
- 相手の話にのるようにする

□ 不明な点は確認する

- 曖昧な点は確認する
- 不明確な点は質問する
- 話が混乱しているときは整理する

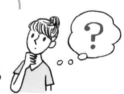

□ 必要なときは話の内容を整理・反復して確認する

- 相手が使った言葉をそのまま反復して聞き直す
- 自分の言葉を使い, 解釈に間違いないか確認する
- 相手の今の気持ちを確認する

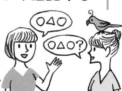

それでは,
看護主任の仕事
について
みていきましょう

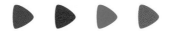

I 看護主任について考えてみよう

1. "主任"は看護師人生の節目

自分の「キャリア」, どう考える?

看護職を目指す人は, 高校卒業時, 専門学校・短大・大学と自己の将来構想をもって入学してきていると思います. 両親の影響・家族の看病・自分の入院体験で考えさせられたことがきっかけなど, さまざまでしょう. 中学時代に自分のなりたい職業として看護師を思い描いていた人もいたかもしれませんが, 多くの人は高校時代に自己の将来について模索し, 看護専門学校や看護学部・学科のある大学を進学先として選んでいるのが一般的でしょう.

高校時代に思い描く将来の自己像は漠然としながらも, 自己の選択肢には生活環境の影響が多くあると思います.

高校卒業時, 将来の構想に向かい, たとえば大学の学部を選び看護学を追究しながら, 人生の第一歩である就職先を決定します. しかし, 病院勤務の配属先は, 自己の希望も優先されることもありますが, そのときの看護部長の采配と病院特有の欠員補充のために, 希望していない病棟に配属されてしまうケースもあります.

社会人1年生として, 配属先の病棟で学び, 3年間の基礎教育期間を過ぎた頃, 「私は救急看護をやりたかったはず. この病棟で基礎は学べた. これからは救急看護の道に進みたい」と, 20代半ばを悶々と過ごす人. また, 「病棟のメンバーや環境はいい, このままでいいかな」と環境に流されていく人もいるでしょう. 現在の自分自身が置かれている状況に流されていながらも, 「キャリア形成しなければ」と, 先輩看護師の姿を見ていて, 「あんな主任に自分もなれたら……と思っているころに, 看護師長から思いもかけない言葉をかけられる時期があるのです.

「そろそろ自分のキャリアを考えてみない？ 認定のコースに進むか管理者のコースに進むか，どう考えている？」しかし，自分はまだわからないことが多いから，そのようなことを考えてもいない．

「看護主任をやってみない」と，声がかかるころが20代後半，30代ももうすぐ，「何とかしなくては」と自己のキャリアを考える節目であるものの，その真っただ中にいるときには，これがまさか看護師としてのキャリアの節目と感じ取ることはむずかしいかもしれません．

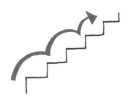

知っておこう！

> ここでいう「キャリア」とは，仕事をしながら生活をしていく過程のなかで，自己の生活のあり方を見出し，その自己の歩みに対して専門職としての追求をしていくことを意味しています．その生活環境のなかで何度か大きい節目があり，この節目の時期を英語でよく使われている言葉が「トランジション（transition）」とよばれています．

しかし，看護師長は，管理職として看護主任（副看護師長）に挑戦してみてほしい，と温かい手を差し述べているのです．受けるべきか迷っている時期に看護師長は「大変なこともあるけれど，面白いからやってみたら！」と進められ，中間管理者という立場で，スタッフから管理者という役割の移行期になります．この中間管理者の役割の移行期は，誰しも経験するキャリアとしての節目にもなるのです．

上記の内容を「節目」として整理してみると，長い人生の生活環境のなかで，大学を卒業し社会人になるときが1回目の節目．看護師長さんから「看護主任になってみない」と声をかけられた頃が，人生の2回目の節目にあたります．

この本では看護主任として声がかかり，自分自身も看護主任を受ける頃に何を考え行動に移すべきかを人生の節目として表現しています．

2．病棟で看護師長の次に頼れる，それが看護主任

- 病棟の中で看護師長と，常に何かしら話し合っている看護師．
- 経験が5〜8年目くらいになる看護師．
- いつでも困ったときに親身になってアドバイスしてくれ，相談にのってくれる頼りになる看護師．
- その人がいてくれるだけで，安心して仕事ができる看護師．
- 「職場の要」としての看護師．
- 看護師長の補佐的な役割を果たしている看護師．
- 職場環境や患者・家族からのクレーム・医師との連絡調整・相談している看護師．

↓

その人が看護主任！

　以上のようなことを行いながら，病棟スタッフが働きやすくするために何気なく病棟の中核になり，看護師長と相談し働く環境を整え，誰からも慕われ・親しみやすく・時には注意をしながらも温かくスタッフを指導してくれる存在が看護主任なのです．

3．さまざまな看護主任像

看護管理者（看護師長）からみた看護主任像

看護師長は，自分の後任として，責任をもって任せられる看護師に早く成長してほしいと願うものです．

看護師長が気づかないことにもさりげなく気づいて仕事をしてくれ，思いついたことを提案し，できるようにしてくれる存在であると思っています．

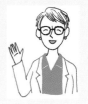

病棟のスタッフからみた看護主任像

スタッフが何時でも相談でき，悩みや困ったことへの解決策を提案してくれ，心が折れそうになったときには何気なく気づいて声をかけてくれる存在です．

他職種からみた看護主任像

医師の立場からみた看護主任は，スタッフが受け持っている患者の報告時に，足りない情報を補足し，スタッフが気づいていないことをそっと教えてくれる存在です．

薬剤師・理学療法士・栄養士など他職種に対して，看護師の意見や考えを的確に提案してくれる存在です．

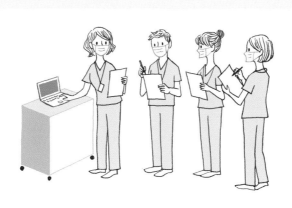

看護師長不在時は，病棟管理を代行

　ある看護主任が「不思議なことなんですが，看護師長不在時に必ず事件が起きることが多いです．何時も私のときだけ何か起きるんですよ!!　看護師長がいるときにどうして起きないのかしら？」と，ぼやいていました．

　卒後3年目の看護師が「退院の患者さんが，コップに入れていた入れ歯が『ない』と，大騒ぎしています．どうしましょう!!　って」報告にきました．「落ちついて，コップに水が入っていたの？　水は誰が捨てたの？　探したの？」と矢継ぎ早に質問したそうです．看護師は患者が「ない・ない」と，騒いでいるので一緒に思いあたるところを探しました．しかしありませんでした．と，報告にきたとのこと．看護師長代行として看護主任が患者に会い，事の成り行きを一つひとつ確認しながら聞きました．すると，患者は「すみません．ありました」と，口を開けて見せてくれました，という笑い話のような本当の話を聞かせてくれました．患者さんは少し認知症があり退院の準備を一人で行っていて慌てていたようだったとのことでした．

　この事例は，これで済んだのですが「入れ歯が見つからない」「入院費を払わない」などと，トラブルが起こることが多く，病棟主任としての看護師の指導には，家族が不在・一人住まいの患者さんの対応には一緒に確認しながら進めていく必要がありますね．

Memo

II 看護主任って，そもそも何をする人？

看護部の理念や運営方針を理解し，看護部および病棟の管理に参画し看護師長と，ともによりよい看護が行えるよう看護職員一人ひとりを掌握し，指導・支援し看護師長を補佐する役割をもつ．また，看護師長不在時は看護師長業務を代行し，病棟管理を行う．

参考：補佐とは，かたわらにあってその人の仕事を助けること．また，それをする役職．
（大辞林，第三版　著者一部改変）

1．なぜ看護主任が必要？

看護師長に代わり病棟を管理・運営

病院全体の各病棟に，「看護師長・主任・副主任」など名称は違っても，看護師長とスタッフの間にいる中間管理職としての立場にあります．

その理由は，「看護師長が急に病気になったり・会議で病棟を離れたとき，看護師長に代わり病棟を管理・運営をする人」，簡単にいえばこのような存在になります．

看護師長に代わりスタッフを指導

病棟には，大勢の患者が入院・治療し退院していきます．患者は重症から軽症までさまざまであり，同じ疾患でも訴え方は異なるため，経験が浅い看護師は困ることがとても多いです．看護師長の役割はさまざまですが，とくに大きな役割の1つにスタッフへの指導があります．看護師長不在時では，役割のすべての責任を看護主任が負うことになります．何か問題が起きたときに相談する人がいなくなってしまったら，本当にスタッフは迷ってしまいます．

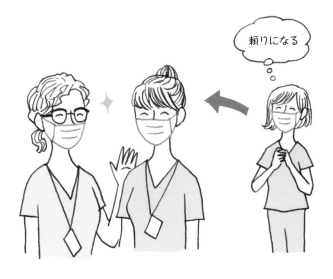

頼りになる

病棟管理・運営のサポート

　あってはならないことですが，たとえば患者が転んでしまったときに，その対処方法がわからないなど，病棟を管理・運営するため中核になる人が不在になると，混乱をまねいてしまうことになります．そのようなときに，次期看護師長候補でもある看護主任がすべてサポートしてくれると，スタッフも安心でき，看護師長も看護主任が上手に責任を果たしてくれると安心して休暇を取ることもできます．

　看護師長不在時は看護師長に代わる責任者として，看護主任としての裁量と判断が要求され，対応するように求められます．その時々の対応が適切であるか迷いもあります．このようなとき，看護師長はどのように考え判断していたか，その判断が正しかったかを思い起こし，看護師長不在時に起きた病棟の出来事を報告することになります．

　そのときの看護師長の考えや物事の対処方法を一つひとつ学んで成長していき，看護師長不在時は看護主任としての成長が試されることにもなり，成長を認めてもらうチャンスでもあります．

2．看護主任の立場とその役割は？

看護師長の業務を補佐し病棟管理・運営にあたる

補佐という役割は，まず看護師長がどのようなことをイメージし，病棟運営にあたろうとしているか？　また，今実行しているか？　それを知ることにより，何をどのように補佐する必要があるかを実際に看護師長に聞くことが，一番の近道です．

たとえば，4月に昇格したばかりの看護師長にとって，看護主任の補佐としての役割は，非常に重要です．看護主任として病棟の環境を分析し説明しなくてはなりません．看護主任の言葉一つひとつに新任の看護師長は耳を傾け，真剣に聞くことと思います．

具体的に病棟の状況を話す

- 今，努力して進めているが，どうもうまく進まないことは何か．
- 病棟スタッフの団結力やチームワークが不足しているように感じること．
- 現在進行している病棟全体の経過．
- …など

昇格したばかりの看護師長には，自分のこれまで思い描いていた病棟管理者像があると思います．看護主任の立場で，看護師長の得意としていることや，思い描く目標を十分に聴いて話し合い，計画を練ることが大切になります．

また，病棟の管理や運営にあたるとき，誰をキーマンにし，年間計画を実行していくか考えることで，看護師長として思い描く病棟の理想像の実現を補佐することになります．

> つまり看護師長が思い描く病棟管理を知らないと，サポートはできないし，補佐はできないということです．

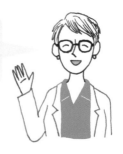

3．病院経営の実際を知ろう

　看護主任や副主任という立場で，病院の経営などをなぜ知る必要があるか疑問に思うかもしれません．

　病院の設置主体が国立・公立・私立と違いますが，そのなかでたとえば県立病院であれば県議会で「○○県立病院」の予算が決定されます．しかし，その予算は建物の修繕費などに使用され，現在は「独立行政法人○○病院」という名前になっていますね．これは簡単にいうと，自分たちで利益を上げるような働きをした結果，そこから給料をいただくということに変化したということです．

　要するに，看護師も病院の予算を知り，何が利益を生んでいるのか？　どこが収益につながらない働き方をしているのか，自分が働いている病棟はどのくらいの利益を生んでいるか？　赤字なのか・黒字なのか？　を知る必要があります．看護師長という立場になれば，おのずと実績が上っていない原因は何か？　と院長や事務長から問い詰められることになります．

　看護主任の職位時から病院経営の実態を知り，看護師長と一緒にどうしたら病棟，病院の利益が上がるのかを考える必要があります．自分の病棟運営を，魅力的な看護師教育と考え，一人ひとりの看護師が自己の求めるキャリアを達成し成長できるような環境を作る必要があるでしょう．

　目指すところは「あの病棟で働いて，スキルアップしたい！」という看護師が増えることかもしれません．

4．病棟の収益・業績を知ろう

　ここでは，「病院の収支決済は，どのように報告されているのか」を考え
てみましょう．看護主任になるまでは，いちスタッフであり，病院経営を知
ろうとも思っていなかったと思います．しかし，看護主任ともなれば病院経
営の現在を知り，自分の病棟の実態をイメージすることが必要です．自分の
働きや病棟の収益はどのように算出されているのか，自身の病棟はなぜこの
ように業績が悪いのか？「患者さんの声」への苦情の投書が多いのはなぜか？
など，知らなければならないことが数多くあります．

病院年間報告書，看護師の業績報告書を知る

　病棟・医師・看護師・薬剤師・栄養士など，すべての職場の収益が報告さ
れています．病院により表現の違いはありますが，『○○年度病院年報』や『病
院実績報告書』などの年間の報告が出ていると思います．大学病院などは，『個
人の実績報告書』として，研究報告書や学会発表としての論文などもまとめ
られています．

　たとえば，多くの病院の看護部も「○○年度研究論文集」として，看護師
の研究報告書や学会発表論文などが一目でわかるように整理されています．
そのなかで身近に感じられるのが，『看護師の業績報告書』です．これは看
護師個人が院内研究発表でどのような発表をし，論文をどの学会に掲載され
たかなどになります．

　臨床看護師の研究は実践研究で実態からケアの方法を導いた論文が多いた
め，病棟の看護ケアに導入されるケースが多くあります．

　これらはさらに，病棟看護師にとって刺激になり，認定看護師や専門看護
師，特定看護師を目指したり，修士・博士を取得するために再度大学院で学
ぶ看護師が増えるきっかけとなっています．このように業績は，個人の実績
につながり，自分のキャリア形成の証になります．

5．他職種の役割を知り，
客観的に仕事の仕方を知る

　病棟には，患者の療養に関係のある多くの職種の方が出入りしています．

　最も病棟の実態を知っているのは，病棟ごとの清掃作業者の方です．毎日隅々まで清掃していますので，病気のことはわからなくても，病棟でそのとき，何が起きていたかはよく理解してくださっています．この方々は多くを語りませんが，よく観察されていることを感じます．

　各専門職であれば，病棟の構造も理解しており，患者のベッド番号ですぐ理解できると思われますが，あまり依頼がない病棟では，戸惑っているかもしれません．たとえば栄養士が訪問し「栄養科の○○です．○○患者さんの栄養指導に参りました．病室はどちらでしょうか？」と，はっきり名乗ってくだされば よいのですが，時として看護師が忙しくしている様子で声をかけることもできず，戸惑っているときもあります．そのようなときは，丁寧に接するように心がけましょう．訪問された方は，「ほっ」と安心されると思います．要するに第一印象が最も大切です．看護主任らしく，相手への気づかいの気持ちを忘れずに接しましょう．

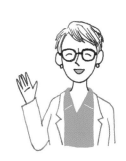

6. 病院・訪問看護ステーション・診療所など 職場組織としての目標を理解する

　たとえば，病院玄関には目標としていることを掲示しているところが多くあります．公立（国立，県立，市立など）病院では皆さんの税金を使い運営されていることなど，私立病院では独自の特徴を出すことで他の病院との違いをはっきりさせています．または，地域住民のための病院であることや，循環器内科に力を入れていること，さらに教育機関として，医学部の研修生の教育施設であることなどが明示されています．

　目標を見ることにより，病院が行おうとしている内容が理解できます．

病院組織の委員会

　病院組織の委員会は，専門職集団で組織され病院管理部で細かい手引書のようなものが作成されています．その内容を確実に解釈することが必要であり，看護主任として自分は現在どのような位置にあるかを確認することができます．

　下記に病院組織の代表的な委員会を示してありますので，参考にしてください．

◆病院組織における委員会の例

安全管理委員会	患者が安全・安心・安楽に入院生活が送れるように感染予防や医療安全における危険因子の発見に努め，問題がある場合は改善を図れるように対応する．
物品管理委員会	病棟業務が円滑に行われるように，過不足なく物品を管理し，常に使用可能な状態にしておく．
薬品管理委員会	薬剤師が主に行うが，看護主任としても注意する（とくに麻薬，向精神薬，毒薬，劇薬など）．
感染管理委員会	病棟の感染の状況を分析しながら，感染管理委員と連携し行う（病院の基準に沿っていく）．
災害対策・防災委員会	防災委員との連携をもち，病院で作成されているマニュアルを基準に病棟環境の災害対策・防災を委員とともにスタッフらに指導する．

　病院によってはさまざまな委員会が組織され看護師長・主任・副主任の役職をもつと，複数の委員会をかけもちすることも要求されます．また看護師長不在時には，代わりに委員会に出席する機会も出てきます．これが看護師長の補佐をするということも意味しています．

　その場合は，ただ出席してくるだけではなく，看護師長の代わりや委員会代表として意見を求められます．看護師長が不在のため，補佐として出席したということは，発言しなくてはなりません．ただ出席するだけでよいのではありません．

　その場合は下記の①，②の内容をよく読み，前日までに準備し出席することに努めてください．このような他部署の方との委員会は，病棟のアピールをすることができる最大なるチャンスと捉えてください．

①会議出席の準備

- 前回までの会議録や当日の議題を確認する．
- 議題に合わせて自部署の課題やそれに合わせてどのように報告するか，看護師長に聞いて準備する．
- 必要書類を準備，求められる意見内容を予想し出席する．

②委員会に出席後報告

- 会議内容を整理する．
- 決定事項は何か，継続審議事項は何か，次回の議題は何か報告する．
- 看護師長に報告すると同時に，スタッフに伝達する内容を看護師長に確認する．
- 決定した内容や注意事項は，病棟全体に周知徹底する．

看護部の組織を知ろう

1. 看護部の理念と方針，年間計画って？

　看護部の理念は，その病院の創設時にそのときの看護部長や看護副部長，教育委員長などで作り上げているもので，総合病院・単科病院など，一般的にはそれぞれの病院の特色や組織に合わせて考えられています．

　たとえば，看護師の態度や看護専門職としてどうあるべきか，患者への接し方などが独自に作成されています．看護部の理念は，他の病院とは異なった特徴を打ち出しているはずです．看護主任は，まずそのことを確認して自己の目標と一致させておく必要があります．

　看護部の理念と方針は，比較的関連させて説明がされています．これも参照しておく必要があります．

　また看護部の年間計画は，看護部長から病棟の成果を試されるものです．したがって入念に看護師長・主任・副主任で相談し，メンバーともに学ぶ姿勢を示してスタッフのロールモデルになるように活動することが大切です．

看護部の方針

- 昨年度の反省をふまえ，今年度の看護部の目標・方針が立てられています．
- 目標と方針は，年間の計画に合わせて作成されています．
- 約6か月ごとに評価会議が開催され，後期に向けて微妙に修正されたりしています．

病棟の年間計画の作成・方法

- 看護師長・主任・副主任で大筋の目安を決めて，年間計画のたたき案（素案）を作成します．
- 素案を病棟会議にかけて検討します．
- 看護部の年間計画に合わせ，病棟計画を作成します．
- 病棟年間計画に合わせ，担当委員を決定します．
- 6か月ごとに病棟会議で評価し，修正検討します．
- 1～2月に年間計画の担当委員が報告書を作成します．
- 報告書をもとに病棟会議で反省・次年度に向けて計画・修正案を検討します．
- 報告書の評価をまとめて図・表で表すように指導・作成します．
- この過程を通し，看護師個々の取り組み・活動・成果の個人評価に結び付けます．

2．看護部の委員会って？

　病院は職種の異なる専門職集団で構成され，職種ごとに委員会が作られています．職種ごとでの委員会では，病院全体の今年度の目標に合わせて年間計画を立て実施していきます．

看護部組織委員会の年間計画

　看護部組織委員会独自の計画は，たとえば 向こう5年間で
「看護研究を看護協会にすべての病棟が応募し，10題論文査読が通る」．この目標に到達するためには**「各病棟で研究者の互選を行い，実施する」**
というように長期計画をうち立ててから，各年度の目的・目標を順次具体化させていくように作成されています．

　看護部独自の目標を作ることで，看護部全体で共通目標ができ上がり，これを受けて各病棟は実践で成果を出すために各病棟チーム一丸となって推進していきます．

　たとえば，「この病棟の看護スタッフは，アセスメントに対して苦手意識がある人が多いので，それを克服しよう」という目標が立てられれば，それに

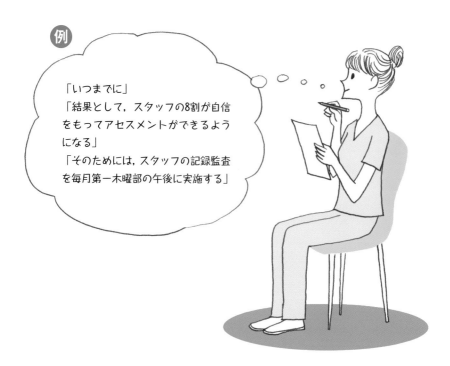

向かって計画的に実施できるようにします.

　さらにこのときには，昨年までの委員会活動の結果・評価を必ず確認します．もし，残されている課題があったならば，なぜそれがなぜできなかったのかを前年度の委員からの申し送りや評価を確認し，次年度の年間計画・方法に加え，到達時期や評価時期を明確にする必要があります.

　看護部の年間計画では，それぞれの病棟ごとに課題を明確に提示し，結果を評価するための方法をわかりやすくする必要があります．また，それとは別に病棟独自の課題については，看護師長・主任が中心になって計画を練ります.

　たとえば，担当者を決定して前期・後期で評価することを明確にし，担当者に企画・助言や実践を通して後輩に指導する役割を担うようにすると効果がでます.

◆看護部組織の委員会例

看護師長会	• 病院管理部の関係で看護部が関与しなくてはならない事柄の検討を行う. • 病院管理部での決定事項を各部署に周知徹底し,意思の統一を図る. • 看護師個々の能力を把握し,指導担当看護師への援助・助言を行う. • 病棟内で作成されているマニュアル類のポイント修正の指示をする. • 各種委員会の年間計画・実施結果の方向を受け検討する. • 各種委員会の結果・報告から次年度の年間計画内容の具体的計画案を作成する.
看護主任会	• 中間管理者として,病院・病棟の活性化に向けて検討する.
教育委員会	• ラダー教育の計画の実施. • スタッフのラダーの到達度を教育担当者と確認する. • 新人臨床教育制度の新人看護師の習熟度を確認のうえ,サポートする. • 研修で学んだことを,職場内で反映できるように働きかける. • 職場内の教育課題を把握し,企画などの助言・サポートをする.
記録委員会 (記録監査委員を兼ねる)	• 電子カルテ(紙カルテ)記載について記載基準作りをする. • 各病棟スタッフの記録監査を行う. • 電子カルテ記録の重要性は,患者・家族から「カルテ開示」を求められた場合は開示する必要があり,裁判時は重要書類として提出しなければならない. • 実は,病院の書類の中では一番大切で重要な証拠書類になる.
看護研究委員会	• 看護研究活動への助言・サポートをする. • 院内・学会発表の企画へのサポートをする.
実習委員会	• 看護大学・専門学校の実習受け入れをしている場合は,その対応をする. • 各学校の実習期間を確認し,重複しての受け入れがないように調整する. • 実習指導者は専任性を重視する. • 患者選定には,実習指導者・教員と綿密な打ち合わせを行い,助言・サポートをする. • 中間カンファレンスや反省会には,主任の立場で出席し,学生にはさわやかな印象を与え,看護師としての将来性などを交えて,各学生の個別性を尊重し,評価して次の学習に生かせるようにする.

◆年間目標作成方法の例

月	目標内容項目	備　考
3	1. 病院経営本部からの各種委員会目標の確認 　• 褥瘡委員会 　• 感染対策委員会 2. 看護部年間目標確認 　• 看護師長会 　• 看護主任会 　• 教育委員会 　• 記録・監査委員会 　• 看護研究委員会 　• 大学・専門学校実習指導委員会 3. 病棟目標確認 　• 1年間の委員会活動目標・反省の報告を受ける. 　• 病棟目標の評価を話し合う.	• 2月には報告できるように,すべて委員会報告書作成は終了しておくこと. • 看護部活動報告は,委員長を中心に年間活動報告を2月には終了しておくこと. • 病棟目標の反省を具体的に2月中に終了しておく. • 反省点は具体的に.目標到達度の結果と方法を確認しておく.
4	• 各種委員会・看護部委員会・病棟目標・病棟委員会は,評価し報告を受け目標を作成する. • 病棟委員会は,全員が到達できるように具体的に表現する.	• 新年度で新任の委員は,まだ何を行うのか見当がつかない.看護主任は,しっかり相談にのり,報告内容に対しても助言する.
5	• 委員会の役割が理解できているか計画表と実践の確認をする. • 中核をなす病院経営本部委員会の今年度の報告事項伝達が行き届いているか確認する. • 病棟委員会の方針を発表し,目標を全員で確認する.	• 計画が,順調に進行しているか確認し不足点は指導する.
9	• 6か月ごとで,委員会の活動方針の修正がないか確認する. • 看護部委員会の進行状況を確認し,病棟経過の成果を確認する.	• 病棟の運営について他の病棟と比較して,進行状況の確認・修正をする.
12	• 次年度に向けて反省点を確認,進行半ばの計画は分析する.	

3．看護主任昇格時の立場とその考え方

働いていた病棟で昇格した場合

　現在勤務している病棟で看護主任に昇格する場合は，病棟スタッフはあなたの性格や，これまでの働き方を十分知っています．4月1日に辞令が出て，すぐその日から病棟スタッフの態度や考え方が変化するわけではありません．あなたのこれまでの働き方が病棟スタッフのロールモデルとなり，看護師長の推薦もあり昇格したのです．

　あまり肩に力を入れずに，これまで通りに，そしてこれまで以上に病棟スタッフのお手本になるように，教育に熱心に携わることを考えてください．

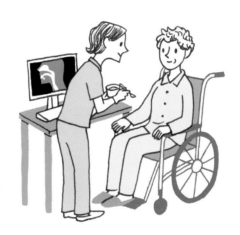

院内異動で昇格した場合

　同じ病院内のため，病院組織のあり方は十分理解して他の病棟に異動しているはずです．しかし，スタッフで働いていたときに感じる病院組織のあり方を，今度は看護主任（中間管理職）の立場として再度確認してください．これまであなたのロールモデルになっていた看護主任のよいところを思い出し，スタッフからどのように評価されていたか，どんなところが評価されていたのか，自分の知っている看護主任の姿を思い描き，比較しながら，どのようなモデルが目指す看護主任像なのかを模索してみましょう．

しかし，院内での異動・昇格で一番の問題は，院内で決まっていた取り決めが病棟によって微妙に違う場合がある，ということです．これについて，オリエンテーション時に必ず確認する必要があります．そして，もし異なっていれば，なぜ異なってしまったのか，その原因を探ってみることが必要です．

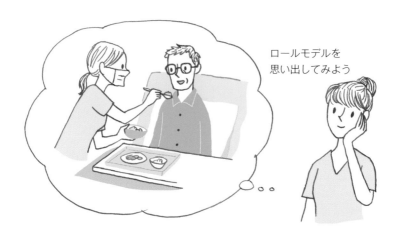

ロールモデルを
思い出してみよう

他院から中途採用できて昇格した場合

　このような場合は，中途採用ですので，転職先の病院の内情をあまり知りません．転職先を選ぶ際にさまざまな病院を比較し，現在の病院を働く場所として選んだということは，そこに何らかの魅力があり，そして自己のキャリアを伸ばせると思って選択したということでしょう．まずは，そうした自分自身の思いを病棟スタッフや看護師長にもわかってもらうことが大切です．

　しかし，新しい病院で働く場合は，わらないことがあれば，できるだけ手あたり次第に質問するとよいでしょう．たとえば，物の置き場所や電子カルテ操作など，細かいことで過去の職場との違いなどを考慮しながら聞いてみてください．そのとき，説明してくれるスタッフの表情・言葉の使い方を観察しながら，返答のしかた・説明のしかたを観察すると効果的です．

　そのときは何か気になったとしてもそのままにしておき，後日，病棟に慣れてきてから質問に答えてくれたスタッフに「あのときの説明，とてもわかりやすかったです．オリエンテーションが上手ですね」と，感想を伝える方法をとると効果的です．印象をそれとなく伝えることで，スタッフは看護主任に好印象を持ち，その後のかかわりが良好になります．

　ただし，質問は入職後約3か月までにとどめましょう．それ以降にあまり質問すると，「まだわからないの？」と，疑問視されてしまうので注意してください．

　何回も質問してしまったと思ったときは「この質問，前もしたわね．やっぱり忘れっぽいね！　ごめん」と，自分の失敗を認めることもありだと思います．

事例　これはある病院の事例ですが，ある病院に一般公募で公立病院で5年の看護師長経験がある方が入職してきました．4月入職時の師長挨拶では，病棟メールを使いスタッフに挨拶しました．目標と実際行うことが明確であったそうです．しかし1か月後に「病院・病棟・看護部の方針が自分の思いと合わない」と言い，メールで退職の挨拶をし，その後は姿を見せなかったそうです．この事例はあまりにも極端かもしれませんが，実際にあった事例でスタッフを混乱に陥れたことと，看護師長という職責の方のとるべき態度であるのか考えさせられた事例でした．その病棟のスタッフは，あのような人にはなりたくないとして，悪い例として記憶に留めたようです．

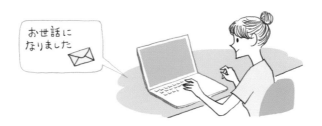

お世話になりました

IV 看護師長の補佐として 病棟管理・運営を行う

1. 看護師長のバックアップをいかにするか

「補佐」の意味は『人についてその人の仕事を助けること. その役にある人. 例：課長を補佐する』（広辞苑, 第7版）とあります.

助ける相手を「看護師長」に置き換えて考えてみましょう. 看護師長補佐とは, 看護師長が取り組もうとしていることに加わり, 看護師長が行おうとしていることを見守り, 力を貸し, うまくいくようにすることになります. もっと具体的に言い換えてみると, 看護師長が困っているときは助け舟を出し（バックアップし）, 応援して現場を盛り立てることになります.

また, 看護師長の業務を補佐するということは, 不在時に看護師長業務を代行することになります. 看護師長が不在ですから, 責任を委任されています. インシデントが起きたときには, 原因を分析し, 具体的に報告する必要があります. 看護主任としての判断をどのように行ったかを分析できることが必要です.

自分で判断できないときは看護部長・副部長などに相談します. また, 看護師長には電話などで報告しなくてはなりません. このような重要な内容は, 病院看護部に「看護師長の業務内容マニュアル」として作成されていますので, 参考にしてください.

看護師長の補佐を行いながら, 同時にスタッフに対しても「看護主任」として実践的に指導していくことになります. 看護主任とは中間管理者であり, 看護師長とスタッフとの間を取り持っていく役割が期待されていることが理解できるでしょう.

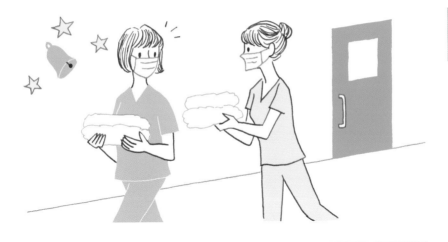

> **看護師長の方針や考え方を知る**
> 看護師長として，転勤・中途採用で入ったばかりの人もいます．このような場合，病院組織そのものが理解できていないかもしれません．そのため，看護主任として病棟の案内や細々したことをオリエンテーションをしなくてはならないこともあります．
> こうした場面では，自身や病棟のアピールのチャンスと受け止め，積極的に看護師長の質問を受けて，前病院ではどのように病棟運営していったのか，また，現在の病棟との違いを聞いておきましょう．

2．個々のスタッフの個性を知る〜直感力を磨く

　病棟スタッフは，さまざまな経験をした人の集団で構成されています．たとえば判断が一人でできず，日々迷っていると思われる新卒の看護師，経験豊富で新たな天地を求め転職してきたものの，病棟の悪いところだけが見えてしまっていて文句や愚痴だけを言っている中堅看護師など……．

　このようなさまざまな個性をもったスタッフに対し，看護師長がどのように個性を認め，一人ひとりに対応して指導しているか方法を観察してみましょう．また，自分から看護師長に質問して直接その方法を聞いてもよいでしょう．普段からスタッフを分析的に見ている看護師長は，質問することによって端的に答えを出してくれる場合もあります．

　しかし，「なんだろうね？　そのときの感覚で指導しているときが多いかな？」と，答えが返ってくる場合も多いかもしれません．こうした答えをす

る看護師長の指導は，"自らの経験に裏打ちされた直感"で指導をしているのかもしれません．プロ棋士の羽生善治氏は「直感」についてこんなことを言っています．

『直感力は，それまでいろいろ経験し，培ってきたことが脳の無意識の領域に詰まっており，それが浮かびあがってくるものだ．全く偶然に，何もないところからパッと思い浮かぶものではない』

『年齢を重ねると，思考の過程をできるだけ省略していく方法が身につく．心臓が強くなるというか，経験をうまく生かしていく』

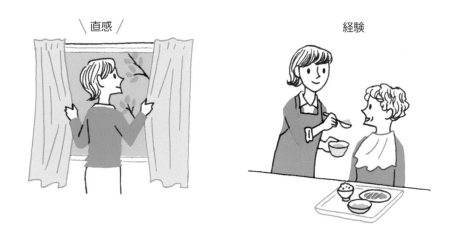

看護師の仕事は，教科書通りの患者をケアしているわけではありません．疾患は科学的に分析され，検査データや画像，心電図など，患者の病状に合わせて判断しています．

しかし，同じ病名でも人それぞれに訴え方が異なり，患者が感じているそのときの症状で表現しています．看護師の頭の中ではこれまで，経験してきた患者のさまざまなデータを結びつけながら，真剣に聞いて判断しようとしています．

患者に接しながら，看護師は常に直感力が求められ，またそれはとても重要になります．

要するに，たくさんの経験をしながら磨きあげること．看護師は患者個人を観察し，頭の中でいろいろ想像を巡らし，分析するスキルを磨き続けるのは自分の努力でしかありません．

3．看護主任としての役割と行動の実際

　看護師長を補佐するにあたり，看護師長の業務を知り，看護師長が何を考えて病棟を活性化していこうとしているか，理解していないとできません．

　看護主任として，どう行動をしていくべきかを一つひとつ説明していきます．

1）看護主任としての役割を知る

- 看護主任の職務内容および看護師長の業務・役割を知り，看護師長の病棟管理・運営に協力し助ける．
- そのためには，組織や看護部の目標・病棟の目標達成のために協力する．

2）看護師長を補佐する

- 看護主任として看護師長を補佐する役割から，適切な病棟業務管理が行われているか客観的にみて対応できるようにする．
- 補佐をするためには，病院の委員会の内容を知り，それを受け看護部委員会が組織されていることを理解する．
- それを受け，病棟委員会や役割が決められ，自分の所属する病棟が病院組織の中でどのような役割を委任されているか知る必要がある．

3）病棟の委員会

- 看護部の年間計画を受けて，病棟年間計画を作成する必要がある．昨年度の目標のなかで，まだ成果が出ていないとすれば，今年度の計画に入れていくことにもなる．そのような具体的な計画は看護師長とともに病棟カンファレンスを開催し，年間計画として素案を提案する．そのためにはスタッフの意見を反映させ，業務上の問題解決やスタッフ間のコミュニケーションを円滑にするように努力していく必要がある．
- そのとき，看護主任として看護師長に年間計画の素案を作成していく提案方法を参考に考えてみる（p.27参照）.

◆病棟の年間計画作成の流れ

会議出席時の準備	年間計画立案 ・前年度計画の成果確認…結果分析の資料持参. ・今年度の年間計画…病棟特徴性の検討・病棟独自の問題解決策. 毎月の病棟会議 ・病院管理部関係の報告は，資料を作成し周知徹底する工夫を行う. ・病棟における問題点や連絡事項は事前に調べ資料を準備する. ・看護師長と打ち合わせを十分に行い，会議に参加する. ・議題・検討内容について事前に調べ，質問・提案をできるようにする.
会議での態度	・上司への自己アピールにもつながる. ・スタッフへのロールモデルにもなるため，自己表現は前向きな発想を提案する努力をする.

4）看護師長不在時の病棟管理代行

・看護師長が不在になる場合は，病気・家族の不幸・出張・休暇などさまざまであり，休暇や出張は事前にわかることであるため，計画や申し送りができる.

・しかし，家族の不幸や本人の病気は突然であることが多いため，会議の資料がどこにあるのか，何を準備し委員会に出なくてはならないのか？　など，慌ててしまう場合が多い. そうたびたび起きてほしくない出来事であるが，そのようなときのためにも常に確認事項や会議のことなどを看護師長から情報を得ておく必要がある.

・得てして，明日確認すればよいと思っているときには，すでに現場で起こっていることでもあるため，常日頃から綿密に情報交換をしておくように努力する.

◆看護師長不在の代行業務要点

不在の種類	業務内容	備考
公休	申し送り事項確認	当日看護部報告種類
出張で不在	出張は予定されているので公休と同様に考える.	不在時の間の書類確認
家族の不幸	不幸時の取り扱いは, 病院の庶務規程で取り決めがあるので参考にする.	病棟での決めごとの確認
患者のインシデント・アクシデント	現状把握は客観的データを把握・記録しておく. 患者の状況により, いち早く医師に報告・敏速に対応する.	看護部に報告判断を仰ぐ. ある程度落ち着いてから報告する.

Ⅴ 看護実践者としての ロールモデルになる

1. スタッフへの教育にあたる

看護主任は中間管理者でもありますが，スタッフとともに患者を受け持ち，看護を実践しながら，スタッフ教育も行わなくてはなりません．

　スタッフと一緒に患者を受け持っているため，病棟全体や患者の様子，家族の希望を聞く機会が多く，スタッフの意見や愚痴を聞くことも多くあります．

　看護主任の立場としては，スタッフから「看護師長には言えないけれど，看護主任さんからは的確な助言ももらえるし，患者からも信頼されていて，病棟やスタッフ個々の状況がわかってもらえる」と言われる存在になりたいものです．

・入院患者の疾患や検査・治療など一般的なことは知っておくほうが指導できる．

・ 質問されてわからないことは，一緒に勉強することでスタッフからの信頼が得られやすい．

・いつも「わからないということを前面に出す」と頼りない印象を与えてしまうので要注意！

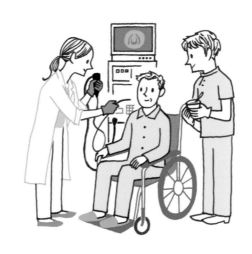

下記に示す表は，患者を対象にしたスタッフ教育の基本になります．いち
スタッフでいた時代に基本を十分学び，モデルとして患者・看護師に示すこ
とができるように熟練しておくことをオススメします．

患者とともに看護計画	情報収集，アセスメント，看護問題，患者目標の立案方法，電子カルテの操作方法．
入院・検査・手術	医師の説明を一緒に聞きながら患者の様子を観察し，表情から不明確な点・理解の程度を確認する．
患者・家族の説明	患者・家族の理解度に合わせ指導ができるように，実践指導する． その場合，同席の看護師が初めての経験であることを患者・家族に許可をもらい指導することを忘れない．

2．スタッフへのロールモデルの示し方

看護主任としてスタッフの教育を行うことは，「自分の行動は，常にスタッフからすべてにおいて観察されている」ということを意識しなければなりません．したがって，看護主任は病棟スタッフのロールモデルになっていることを自覚し，実践する必要があります．

　通勤途中のカフェで，その日1日の計画を入念に練ってから出勤するという管理職が多いと聞きます．その日の計画や行動，前日に聞き忘れたことなどを手帳やスマートフォンなどを使って確認してから出勤します．そのような心の段取りをとることにより，気持ち的に余裕も出て，職場に着いたときに快い挨拶ができ，病棟・スタッフの様子を落ち着いて観察できます．

　気持ちに余裕がないと，相手を観察できません．一生懸命観察しようとしても自分の心に余裕がないため観察はおろか，行動に余裕がないために人の目が気になってしまう可能性があります．そうならないためには，病棟で使われる技術・手技・検査など，基本的なことは看護主任になる前に獲得しておきたいものです．

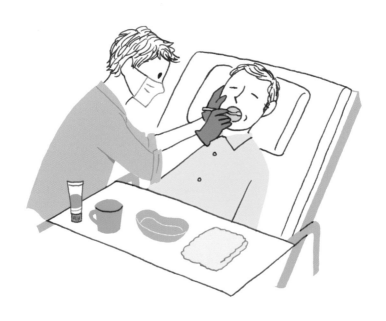

◆スタッフへのロールモデルの示し方

カンファレンス	・ケースカンファレンス時は，リーダーシップを発揮する． ・多職種合同のカンファレンスは看護の立場で意見が言えるようにする． ・カンファレンス対象患者の具体的計画や目標・問題点を事前に把握し焦点を絞って参加する． ・看護師の立場で発言ができるようにする．
困っていること の相談に乗る	・仕事の優先度を指導する． ・各スタッフの実践状況を把握し，その個人の成長度合いに合わせて指導・教育をする． ・新人看護師で，在学時代にCOVID-19の影響で統合実習ができなかった学生のため，このような時代背景に合わせた指導が必要になる．
受け持ち患者の 電子カルテ指導	・受け持ち患者の記載内容は，看護師と一緒に患者ケアをしながら，確認し指導する． ・患者状況に合わせた計画が立案されているか． ・患者目標は患者とともに考えているか． ・看護主任自らの看護実践を通しロールモデルになるように指導する．
看護記録監査	・看護師長・主任・記録委員と協同でスタッフの記録内容監査を行う． ・新人・中途採用者は「形式の監査」を行う（院内の記載基準に準じて行う）． ・病院就職2年目以上の場合は「質の監査」の面接を行う． ・情報収集アセスメント・問題点・患者目標・経過記録などの指導を含めて監査し，個人の不足点の課題を示して次回監査で再度確認する． ・「形式の監査」「質の監査」の方法は，p.110～113を参照．
看護の質が保持 されているか	・院内の基準・手順を参考に確認し，評価・指導する． ・受け持ち患者を対象に「形式の監査」「質の監査」を行いながら指導する．
看護師長・主任 によるスタッフ の自己評価面接	・年に2回の面接を行う（例：9月・1月） ・面接順番は，病棟で一番影響力を与えているスタッフを最初に行う． ・9月には，自己の目標の到達内容・1月には1年間の反省・自己課題を明確に次年度の課題に入れるように指導する． ・参考資料に新人であれば「形式の監査」，2年目以上であれば受け持ち患者の記録「質の監査」の内容を参考にする．

Ⅵ 看護主任としての リーダーシップ

1. 病棟のスタッフとの関係 ～病棟を一つの集団と考える

　心理学者で社会科学においてグループダイナミックスを紐解いた，クルト・レヴィン（Kurt Lewin）の考えを借りて，社会を病院に置き換えて解釈してみると，『病棟のスタッフ集団は，個人の単なる集まりではなく，その集団のメンバーの心理的な相互依存性が存在していることを前提としている』といえるでしょう．

　ここでいう『相互依存性』とは，メンバー相互の働きかけに加えて，集団の中の自分の行動は相手の行動によって影響され，逆に相手の行動は，自分の行動によって左右されていることを意味しています．

　要するに看護主任としての行動は，スタッフに影響を与えながら，看護主任自らもスタッフに影響を受けている，ということになります．

　たとえば，病棟でリーダーシップを取ろうとするならば，「自分の行動を変えていく」ことになります．「変わらない」ということは，自分自身に問題があることであり，スタッフを責めることはできません．つまり，看護主任としての自己の行動を分析し，自分が変わらないと病棟の環境変化は望めない，ということになります．

　このように考えてみると，看護主任である自己の行動を分析すること，自分はどのようなときに・どのような行動をとってしまうのか，自己の行動を常に自分で感じて反省しつつ，自分を見つめていくことが大切になります．

　しかし，これは非常に難しい問題です．個人で気がつくことには限界があります．自分に都合が悪くなることもありますし，「あのとき報告してもらっていたら，患者さんの家族からクレームはなかったのに」など，相手を責めてしまいたくなります．

相手を責めてもことは解決しません。そのスタッフを窮地に追いやり，自己反省を強いて行くことになり，このスタッフはこの病棟では働けないから異動しようか，または退職しようか，と逃げ出そうとしてしまいます。

これではスタッフを成長させることはできません。看護主任であっても中間管理職です。常に自己としっかり向き合って，分析していきたいですね。

自己と向き合う方法には，病院では看護部の管理職研修として行われます。講師は外部講師に依頼することもあります。院内の講師は，看護師長や教育委員が担当するようになります。

その場合，ちょっと考えてみてください。院内の講師といえども，毎日一緒に働いており，良い点・悪い点をスタッフは知りえています。どれだけよい講義・指導であっても，その講師を批判の目で見てしまいがちです。また，講師も研修に参加している個々を知っているため，正当な目で見られない傾向にあり，正しく評価をできないこともあります。外部講師には費用が必要になりますので，外部講師を依頼するかは，看護部長と相談して決めていくことになります。

実際に筆者がある総合病院で行っている管理職研修では少人数でグループワークを行っています。グループで目標に向かい研修を行うことは，自己の考えも理解でき，グループ内でコミュニケーションを図ることができ，効果的に進められています。

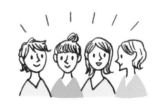

2. 病棟の「見えている決まりごと」と「見えない決まりごと」

　「見えない決まりごと」は，実際にその環境に入ってみないと，全くわからないものです．これは新人看護師や中途採用者・院内異動のスタッフにはなかなかイメージしにくいものでしょう．氷山に例えると全く氷山の下に隠れて見えない部分，すなわち「暗黙のルール」ということになります．また，「見えたり見えなかったりする決まりごと」もありますね．

　見えない決まりごと（暗黙のルール）は，その病棟だけで何となく「このようなときは，こんなふうにする」などと，口伝えで受け継がれていくような決まりごとです．時にそのことが病棟内のトラブルの要因になったりして，厄介なものです．

　このような，病棟独自の決まりごとは往々にして，古くから同一病棟で働いているスタッフがいる場合に，見えない決まりごとがあることが多いです．中堅クラスの中途採用者になると，前病院の方法と就職した先の病棟との違いが大きいと，クレームや嫌がらせが出る場合があります．

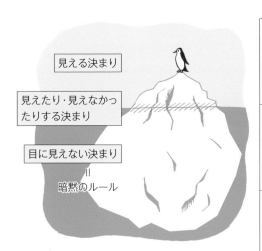

見える決まり

見えたり・見えなかったりする決まり

目に見えない決まり
＝
暗黙のルール

【見える決まり】
・職務内容
・人事
・接遇制度
・仕事上の規則や手順

【見えたり・見えなかったりする決まり】
・前例
・慣行
・不文律

【目に見えない決まり】
・職場内で適切とされている考え方や行動の暗黙のルール
・当たり前すぎていちいち意識されることのない組織内での常識
・役割期待
・対人関係
・勢力関係

もしクレーム等が出た場合は，まずはその本人に理由を聞いて事実確認する必要があります．その場合には，たとえば「どの技術がどのように違いがあるか」「なぜ前の病院の方法論がよいと思うのか」を確認してください．理由や指摘によって，自部署の技術・方法を改める必要があれば，その方法を採用したりする必要もあります．

　このような外部から来たスタッフの目を通して，長くその病棟にいると見えなくなっているさまざまなことに気がつき，修正していくことも管理者の役割になります．

3．看護主任としてのリーダーシップとは

　リーダーシップとは，『病棟の目標や課題を達成するために，その病棟内の一部の人が他の人に影響を及ぼす現象』といわれます．誤解してほしくないのですが，リーダーは「人を支配すること」ではありません．

　リーダーはグループに影響を及ぼすだけでなく，逆にグループに影響されながら，さまざまな意見を，1つの統合された推進的な力に集合させることができるように，相互に刺激し合いながら，中心的にリーダーシップをとりまとめていくことになります．

そのためには，十分に現場のことを知る必要があります．その例として本田技研工業を創設した本田宗一郎氏の言葉を紹介します．

『長というものは組織上の役割を示すものであって，決してその人物の偉さを表すものではない』
『会社の為に働くな．自分が犠牲になるつもりで勤めたり，物を作ったりする人間がいるはずがない．だから，会社の為などと言わず，自分の為に働け』

　なお，本田宗一郎氏は社長になっても現場に出ていました．
　主任職として自己を磨くためには，現場をよく知り，自分のために働くことは，自己研鑽以外の何物でもないということです．

◆看護主任の教育的機能の5項目

継続的学習者であること	・専門職業人として，専門分野の学習を続けることが要求される．
専門的知識・技術を深めること	・教育をする場合，専門的知識・技術は，看護主任として絶対にスタッフから要求されてくる．そのため，誰にも負けない努力は必要．
学習の促進者であること	・スタッフが何を求めているのかをはっきりさせ，常に耳を傾けその人の長所を引き出し，それを活用することで，スタッフに自立心や自信を持たせるよう努力が必要．
評価能力を有すること	・看護主任の地位と役割は，教育・管理の評価を行うことになる．評価の最終目的は，よい部分は伸ばし，足りない部分は補ってバランスのとれたより高い水準の教育的成果を得ることである．
人間性豊かであること	・看護主任は専門的知識にすぐれているばかりではなく，広い見識を持ち，人間的にも豊かであることが要求される． ・繊細でユーモアがあり，あたたかく・思いやりがあり・忍耐強く・抱擁力があり・決断力があり・創造性・柔軟性豊かであることは，教育を適切に行ううえで大切である．

4．リーダーのタイプ

　リーダーには，さまざまなタイプの人がいます．その個性を知り，自分は
どのタイプか分析しながら自己を理解し，何を極めることで自己の求めるリ
ーダーになれるか検討してみましょう．

◆リーダーのタイプ

叱るタイプと 褒めるタイプ	・褒めるときは，今その瞬間の成功や努力に目をあてすぐ褒める（その人の存在感や自尊心が高まるため） ・人を褒めるためには，それなりの訓練が必要になる（スタッフの工夫や努力を見抜く力が必要になる） ・心の弱いリーダーが褒めるとき，スタッフに安易に妥協することが多い（大切なのは叱るのも，褒めるのもスタッフの成長のためである）
フィーリング型と 論理型	・フィーリング型は，感情や直感で物事の善悪を決めてから考えるタイプ（言葉で表現するのが苦手で説明がなく判断を下す可能性がある）である． ・論理型は，原理や論理を理解しないと行動できないが，理屈がわかれば何でもできる（知識や原理を大切にしてスタッフとかかわるため，論理性が通らないと寛容性に欠けるところがある）．

　リーダーナースのタイプはさまざまですが，自分の特徴や癖を知り，努力
をすることが必要になります．

5．感情・雰囲気を読む力

　看護主任・副主任に昇格すると，自分の存在をやたら自覚し「私は管理職
だから」と肩に力が入り，「管理って監督だから……」とスタッフのミスだ
けに目を光らせ，1人で空回りして自意識過剰になっている人を見かけるこ
とがあります．また，スタッフに声をかけ指導したいのに，強く言ったら「パ
ワハラだ！」と言われそうだと指導する前から何もできず，「自分はダメな
人間だ」と反省ばかりして自分の力を発揮できないでいる人もいます．

自分の性格の弱さ・強さを知っていれば，看護主任・副主任に昇格したとしても，これまでの自分の力を発揮しながら，一人ひとりのスタッフの良いところを見つけ，上手に褒めてそのスタッフが伸びるように，そして自分も一緒に成長しよう，という意識ができるはずです．そのためには，スタッフの心の変化や態度の変化が観察でき，タイムリーに声をかけて育てようとする姿勢が大切になります．

看護主任のスタッフに対する言葉かけ・態度・観察方法

　人は誰でも無関心・無視されることは，否定されるよりダメージが強いものです．

　カウンセリングでよく使われるストローク（stroke，コミュニケーションから得られる精神的・刺激のこと）という言葉があります．看護主任として普段何気ないスタッフの態度や様子を観察しながら言葉として表現すると，大変効果的だと思います．ストロークの使い方は，とくにプラス・マイナスをはっきりさせ使用すると効果的です．

　使い方の例を示しておきます．

スタッフのサイン(ストローク)	主任の効果的ストローク
「疲れた」の言葉が多い	・私にできることはある？ ・もうちょっと頑張ってね!
なげやりな言動が見られた	・どうしたの？ 疲れている？ ・がんばろう!!
目をそらす	・いつもとちがうけど，どうかした？ ・言いたいことがあるのではない？
顔色がさえない	・悩みごとでもある？ ・どうしたの？ 元気ないね
落ち着きがない	・ソワソワしているけど困ったことでも？ ・何か言いたいことがある？
「体調が悪い」と訴える	・どこが？ 痛い？ 熱？ 受診する？

※赤字：効果的ストローク

　ここで，筆者が行っている管理職研修を紹介しましょう．筆者の行う管理職研修では一貫してグループワークを行っています．

◆筆者の行う管理職研修

　研修を受ける皆さんは受け身で参加してくることがほとんどです．知識は資料や本を読めば理解できます．

　まず自分で「管理職とは何ぞや」を考え，現在自分が所属している病棟や組織を思い浮かべながら，管理職のあり方をディスカッションし，考えや意見を言い，前向きに学んでいくことであると思います．

　しかしながら，参加者の中にはグループワークのテーマが示されていないので，どうしたらよいかわからないという質問が飛んできたことがあります．「研修目的がありますよね」と言うと「テーマがはっきりしないから？」という会話をしている途中でグループメンバーが「管理職とは，を話すのよ」などと，言葉が飛びかうと，イヤイヤでも話の中に入り込んでいき，話をせざるを得ない状態で進んでいきます．

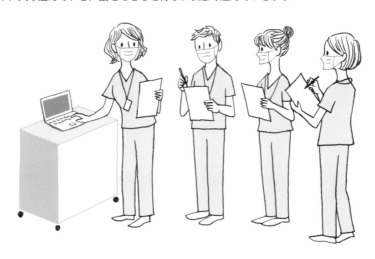

　受け身の姿勢であっても，グループワーク終了時には生き生きしてきます．大学の授業も筆者はすべてグループワークで行います．人によってグループワークは大変難しいと言います．学生が自ら参加し意見を戦わせることで自己の感じ方・話し方・相手の話をしっかり聞かないと，置いてきぼりにされるなど相互関係から自己自身のいたらなさ・意見が出せない・しゃべれない・人に何か言われそうだと思う心を考えないで，自己の違った面が発揮できることが大切なのです．

◆中間管理者研修の例

月	目的	方法
4	中間看護管理者として自己の課題や役割意識・病棟管理を客観的に見つめることで次の実践に活かすことができる	①研修前自己課題レポート（A4 1枚） ・中間管理者としての自己分析 ・自己の課題は何か ②対象：中間管理職者（看護主任・副主任） ③年間：2回から3回行う ④場所：院内講堂・会議室 ⑤方法：グループワーク ⑥グループ編成：病棟はバラバラにする ⑦司会・書記：互選で決める ⑧討議：目標に沿い行う ⑨準備：模造紙・マジック，付箋紙（個人の色を決める），ホワイトボード・マグネット ⑩コメンテーター：1名 ・個人の意見を尊重できるだけ自由にし話ができる雰囲気作りに徹する ・混乱しているときにコメントし目的に誘導する ⑪発表：質疑応答を重点に行い，コメントは控えめに ⑫研修後レポート（A4 1枚） ・GWで学んだこと ・GWでの反省点 ・これらを通して自己をどのように分析したか ・これらからの自己の目標
9	4月の研修から5か月間の自己と病棟で実践したこと	①から⑫まではすべて一緒
2	2回の研修から自己の問題が明らかになり，次年度の病棟運営にどのように活かすか	①から⑪までは一緒 研修後レポート課題（A4 1枚） ・1年間の研修を通し，自己と向き合えたか ・自己の態度をどのように変えていく必要があるか ・自部署の課題と取り組み計画を具体的に立てる

グループワークを通しながら（グループワーク編成は年に3回くらい行うのであれば，毎回違うメンバーで一新して，一緒に働いたことがないメンバー編成が効果的です），その時々の雰囲気を読む力や，感じ取る力を身につけながら自分の性格を分析していくことが必要です．

　グループワークでは，なぜ話せないのか，話されている内容について行けないのはなぜか？　何を話しているのか？　ここはわからない，とはっきり言うことが大切です．黙ってただニコニコしながら見ていて発言をしないのでは，皆さんからは無視されながら会話が進んでいくということなのです．

自分の求める職場環境作りとは

　看護主任や副主任は場の雰囲気を読みつつ，自分の求める職場環境作りを進めていく必要があります．そのために，自己の性格を理解し，感じ取って，その場の環境に自分の態度が少なからず影響していることを自覚する必要があります．

　自分がわからなくても，スタッフの自分に対する対応などを感じ取ることが最も大切かもしれません．自分への接し方で，何か「変」という点に気づけば，他のスタッフの自分へのかかわりがつかめると思います．それをヒントにそのスタッフに自分の感想を言い，直接話してもらうことが自分自身の為になります．

　こうしたことを何回も続けて行くことで，その態度から「主任さんも一生懸命なんだ」とスタッフも気づいてくれるはずです．

6. 叱り方・褒め方・注意の仕方のタイミング

　スタッフに対しての「叱り方・褒め方・注意の仕方」はタイミングが重要です．タイミングをつかむためには，普段から勤務態度や患者への接し方・患者・家族からの情報や観察が大切です．たとえば，あるスタッフに対しこれまでに苦情が多かったりした患者・家族などと接する同じような場面があったときが指導のチャンスです．

　「前から気になっていたんだけど，今日こんなことがあったけど，いつもあのような態度をとっているの？」と，何げなく声をかけ注意していくのはいかがでしょう．注意されたスタッフは当然覚えがあるために，一番心に残り，効果的に響くのではないでしょうか．

　また「褒める」ときは，その日のそのとき，その瞬間が効果的です．業務のこなし方が変化してきたこと，患者・家族から評価があったことなど，タイミングよく伝えることによって本人に前向きな意識が芽生えます．他のスタッフからしてみても，「いいなぁ，褒められている！」という感情が湧き出て「私も！」という感情になるため，とても効果的です．いわゆる相乗効果ですね．

　このタイミングをつかむには，病棟ラウンドや回診時，患者ケアのやり方を常に注意深く観察していくことが絶対必要です．

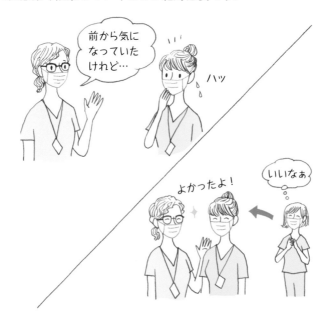

7．看護師長と密接な計画・方法の検討

　病棟管理は，看護師長一人では絶対に難しく，看護主任・副主任と密に話し合い，病棟の実態を分析し，計画的に取り組むことが大切になります．まず，前年度の計画・実施・評価をしなくてはなりません．

　その計画の中で次のような内容を確認してみてください．

◆前年度の計画実施評価分析

- なぜ計画倒れになったかの原因を探る．
- 担当者の決め方に問題があったか．
- 計画が大きすぎたか．
- 細かく細分化していなかったか．
- 担当者にまかせっきりではなかったか．
- 年度内で確認を行っていたか．

- 年度末に，分析・評価を作成
- 次年度の計画・評価方法を作成

　担当者から分析・結果を提出してもらい，次年度の計画・実施・評価を看護師長・主任・副主任と具体的に検討します．その場合，看護師長はどのように病棟運営を考えているか，また，年間計画をどのように考えているか？それを共有することが絶対必要になります．

　看護師長とすべての方針を共有するためには，情報の確認が最も大切になります．看護師長・主任・副主任はお互い遠慮しないで，自分たちの理想とする病棟目標を5年計画などとして作成し，必ず評価日を決めて進めることが大切になります．

　また，厚生労働省が推奨している方法に，OJT（On The Job Training，職場教育法）があります．職場内で上司や先輩ナースが具体的な行事を通じて必要な知識・技術・技能・態度を指導していくことも必要です．

VII 病棟スタッフの面談・評価

1. 面談・評価を行うには, 委員会の役割を与える

病棟管理者（中間管理者含む）として大切なことは, 病棟スタッフ個々の成長を助けることです. そのためには, 病棟の活性化を図るための役割を考えて年間の活動に力を注いでいけるように, スタッフに対しそれぞれ役割をつけ, 活動を推進していく姿勢を作ることが管理者の役割です. 看護師長と相談しながら, スタッフ一人ひとりの普段の働き方を評価し, 役割を考えることが大切になります.

看護部での委員会活動

看護部で決まっている委員会活動には, 病棟の代表として委員会に出席しますので, 比較的経験の長いスタッフで, かつ意見を述べることができるスタッフが適任です. しかし, 他病棟のあり方などを学んで欲しいと思う若手を推薦する場合は, 意見を述べるという点をしっかり教育しておくことが必要です. 限られた病棟スタッフの中から推薦するので難しいとは思いますが, 普段のかかわりから, 自分の千里眼を信じて選んでください.

看護部委員会の代表的なものには, 教育委員会・感染対策委員会・褥瘡委員会・記録監査委員会などが挙げられます. それぞれのスタッフに対して, 委員会活動の結果の評価を半年ごとに行うことで, 同時に個々の看護師の成長と課題を整理しておくことができます.

年度計画にあたり委員会の報告が具体的に, 病棟スタッフに理解しやすく実行可能に即した計画になっているか, 管理職はスタッフと, 看護部委員会名と病棟委員会名を入れて年間計画表を作成しておく必要があります.

委員会活動では, 以下①～④のような点を評価してください.

①各種委員会の方針・年間計画としての実施計画書についての明確性
②実施計画書に沿って，自分のいる病棟ではどのようなことを行うのか
③その計画に沿って，病棟メンバーが何をどのようにいつまでに行うのか
④それをどのように評価すればよいのか

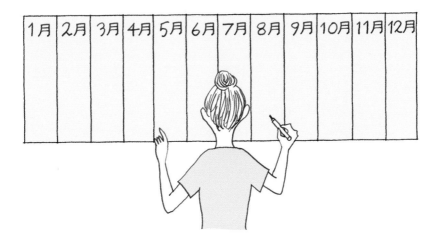

2．スタッフの役割確定後に定期的な面談

　病棟スタッフは縁あって看護師長・主任・副主任と同じ病棟所属になりました．看護部長との面談結果などから，配属・異動が決まっていきます．希望を優先して行うときもありますが，時として病院組織の都合に合わせて異動が決まったりもします．その場合，スタッフの立場ではいろいろ思うことがあっても組織の人間という弱い立場でもあり，不本意な異動を受け入れざるを得ないときもあります．

　自分の意思として「認定看護師を目指したい」など，目標がはっきりしていると，どこの病院の看護部でも認めてくれることが多くなっています．やはり自己目標をはっきり持ち意思表示を行うことは，自分をしっかり持っていることの証にもなります．このようなスタッフへは，ぜひ挑戦させてあげてください．

　このように自己目標が確立していることは大変よいことなのですが，時として自己目標と行動とは一致しないスタッフも多くみられます．大勢のスタッフと共存していると，看護主任として看護師長と相談しながら，スタッフの自己課題を明らかにする必要に迫られます．

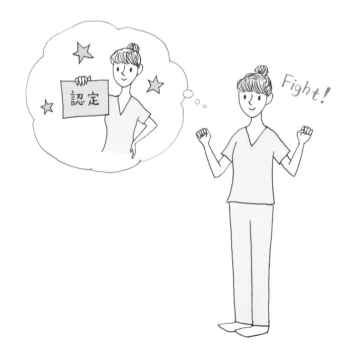

　自己課題を明確にするためには，スタッフに職務遂行能力評価「職務遂行のための基本的能力」を行います．看護師長・主任は管理者としては「職務遂行のための基本的能力」の他に「管理者としての実践能力」の評価も必要になります．これは，自己課題が何かを明らかにして，その不足する点を年度の自己課題に含め自己研鑽していく評価表です．

◆**管理職(看護師)　職務遂行能力評価**

[病棟名]　　　　　　[氏名]

Ⅰ　業務遂行のための基本的能力　　（該当する欄に〇を記載）

A：常にできている　B：大体できている　C：できない

能力ユニット	職務遂行のための基準	自己評価			他者評価		
		A	B	C	A	B	C
働く意識と取り組み （自らの職業意識・勤労観を持ち職務に取り組む能力）	①就業規則の規律・ルール・慣行を遵守している						
	②出勤時間，約束時間などの定刻前に到着している						
	③上司・先輩などからの業務指示・命令の内容を理解して従っている						
	④仕事に対する自身の目的意識や思いを持って，取り組んでいる						
	⑤関係者に対して丁寧・親切に満足していただけるように仕事に取り組んでいる						
責任感 （組織の一員として自覚を持って主体的に職務を遂行する能力）	①一旦引き受けてことは途中で投げ出さずに，最後までやり遂げる						
	②上司・先輩の上位者や同僚，患者・家族などとの約束事は誠実に守っている						
	③必要な手続きを手間を省くことがなく，決められた手順どおり仕事進めている						
	④自分が犯した失敗やミスについて，他人に責任を押し付けず自分で受け止める						
	⑤次の課題を見据えながら，手掛けている仕事について全力で取り組んでいる						

ビジネスマナー (円滑に職務を遂行するためにマナーのよい対応を行う能力)	①仕事にあった身だしなみを保っている						
	②職場の上位者や同僚などに対し，日常的に挨拶をきちんと行っている						
	③状況に応じて適切な敬語の使い方をしている						
	④患者さん・家族の方に，礼儀正しい対応（お辞儀・挨拶・言葉使い）をしている						
	⑤接遇時，基本的なビジネス・マナーを実践している						
コミュニケーション (適切な自己表現・双方向の意思疎通を図る)	①上司・先輩などの上位者に対して，正確に報連相(報告・連絡・相談)をしている						
	②自分の意見や主張を筋道立てて相手に説明している						
	③相手の心情に配慮し，適切な態度や言葉遣い，姿勢で依頼や折衝をしている						
	④職場の同僚と本音で話しあえる人間関係を構築している						
	⑤苦手な上司や同僚とも，仕事上支障がないよう，必要な関係を保っている						
チームワーク (協調性を発揮して職務を遂行する能力)	①余裕がある場合には，周囲の忙しそうな人の仕事を手伝っている						
	②チームメンバーと仕事・役割を分担し協同で取り組んでいる						
	③同僚の立場や状況を考えながら，チームプレーをしている						
	④苦手な同僚，考えの異なる同僚であっても，協力して仕事を進めている						
	⑤新人や下位者に対して業務指導や仕事のノウハウを提供している						

チャレンジ意欲 (行動力・実行力を発揮して職務を遂行する能力)	①仕事を効率的に進められるように，作業の工夫や改善に取り組んでいる						
	②必要性に気付いたら，人に指摘される前に行動に移している						
	③良いと思ったことはどんどん上位者に意見を述べている						
	④未経験の仕事や難しい仕事でも，「やらせて欲しい」と自ら申し出ている						
	⑤新しい仕事に挑戦するため，資格取得や自己啓発などに取り組んでいる						

Ⅱ　管理職としての実践能力　　　　　　　（該当する欄に○を記載）
A：常にできている　B：大体できている　C：できない

対人関係力 (他者と良好な関係を築き，それを維持していくために必要な能力)	①相手の性格を知り，相手の考えを聞くことができる						
	②話の本質を理解し論理的に考えられる						
	③個人はもとより，病棟全体の意見をうまくまとめられる						
	④自分の考えを伝え意見交換し交渉できるようにしている						
	⑤メンバーと上司とのコミュニケーションが取れるようにしている						
目標管理力 (能力・性格・キャリア志向をふまえ，その人に合わせてバランスをとる)	①事業内容と個人目標があっているかを見定めている						
	②メンバー自身の目標を意識できる仕組みにしている						
	③部下が主体的に取り組めるため，効果的動機付けをしている						
	④チーム全体をまとめ，リーダシップを発揮できるようにしている						
	⑤プレゼンテーションスキルを使い目標を提示している						

課題解決力 (実際の事例を皆 で話しあい一緒に 学び，職場で自然 に話題にできるよ うにすること)	①論理的に説明し相手に上手に伝えている						
	②具体的に行動でき周囲に働きかけている						
	③自己中心的ではなく，コミュニケー ションスキルを使い働きかけている						
	④情報をシェアし，調整できている						
	⑤職場全体を視野に入れ広くみている						
指導統率力 (正しい決断をす ることができメン バーから信頼され ていること)	①個々のメンバーに目を配ることができ る(個々のメンバーのやる気と結果)						
	②コミュニケーション能力が高い(悩み の解決は正確に把握)						
	③ピンチに強い(冷静な判断ができる)						
	④最終的な責任を負うことができる(ト ラブルは当事者本人にあるのだが…)						
	⑤その分野(現実に起きている事実)の 能力が高い						
組織管理力 (組織目標と管理 的立場の目標を持 ち進めていく力)	①使う言葉に気を付けている　(例：迷 うな？)						
	②迷った表情をしない　(自信にみちた 表情)						
	③自分の価値観を決めている　(どうい う人間でいたいか)						
	④完璧主義にならず，少々失敗しても大 丈夫と割り切れる態度でいる						
	⑤計画したら〆切を決めている　(ズル ズル先延ばしにしない)						
考える力 (向上心・探求心 を持って課題を発 見しながら職務を 遂行する能力)	①自分のパターンを決めておく(悩む時 間は最小限にする「ま！いいか」)						
	②悩むときの選択肢は2つに絞るように している.						
	③情報を整理するようにしている　(情 報を書き出してみる)						
	④結論から考えるようにしている(自分 はどうしたいかを先に決める)						
	⑤すべて正解だと思うようにしている (どれを選んでも正解に導かれると考 えてみる)						

厚生労働省：キャリア　アップ，職業能力評価シート導入活用マニュアル.
(https://www.mhlw.go.jp/content/11800000/000973163.pdf) を参考に看護師向けに作成

3. 受け持ち患者の電子カルテからの評価・監査

　スタッフ個々が大切になるのは, 受け持ち患者の記録の妥当性の評価です. これは病院の電子カルテの記載基準に合わせて毎日書いている看護記録です.

　電子カルテの評価がなぜ大切かということは, 受け持ち患者に家族から訴えられたり, 医療事故があったりした場合は, 一番に電子カルテが調べられるためです. 電子カルテは裁判でも使用され, 問題が起きたときには最初の判断材料として使用される資料になります.

　スタッフが書いた電子カルテを使用し, 受け持ち患者の記録を確認しながら指導を含め評価を行っておく必要があります. そのとき大切になるのは評価者である看護師長・主任が電子カルテ上で看護過程そのものが理解できているかということです. その看護過程の中そのものが理解されていないと問題です. 時折聞く言葉に「看護師長（管理職）になってから記録を書いていないので, わからないのよね」などということは, 実は許されることではありません.

　このようなことを言う看護師長には, 面談前にしっかり電子カルテを読み込めるように, 看護師長・主任のペアで事前準備をして面接を行うことをお勧めします. 1対1の面接では, 普段から折り合いが悪い感情を持ち合わせていて, 正当な評価を行うことができない場合があります. そのための手段が, 2対1での面接です.

　また「形式の監査」「質の監査」の方法は, 巻末付録のp.110〜113を参照して下さい.

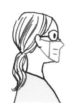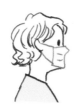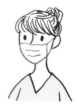

参考文献
古橋洋子：NEW実践！ナースのための看護記録 第4版, p151-163, 学研メディカル秀潤社, 2019.

4. 面談のあり方：スタッフの個人面談の場面

　年度初めの定期面談，異動や中途採用時面談，インシデント発生時の面談，患者や家族からのクレーム時などの面談など，さまざまな面談があります．そのとき，看護師長の指示で看護主任が同席して行う場合，また指導という立場から看護主任1人で面談を行う場合があります．

　ここでは，年度初めの面談を例に挙げて方法を説明します．

　面談の日程は，年度初めに計画しスケジュールを決めておきます．例えば4・5月の第1木曜日の午後，面談室，15分から30分程度，内容は目標管理面接，というように何を面談で言わなければならないか，意図的にわかるように表示しておきます．

年度初めの面談：対象者の現状を直視することが目標

- 現在，実践して上手に進行していることは，どんなことがありますか？
- 上手に行えていないと思うときはどんなことがありますか？　なぜそう思いますか？
- 今後どのような役割や資格・認定などを考えていますか？　希望はありますか？
- それを実行するための障害は何かありますか？　それはどんなことですか？

面談時のポイント

聴き上手になること

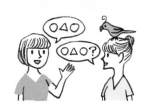

- 相槌を打ちながら熱心に聴く.
- 相手が心を開き十分に話せるようにうなずきながら, ゆっくりと聴く.

話を聴くポイント

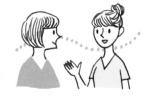

- 相手が使った言葉を使い繰り返すこと.
- 相手の感情や気持ちを言葉にして明確化していく.
- 本人も気づかなかった自己に気づくように言葉で表現する.

相手の話は最後まで聴く

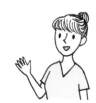

- うなずきながら, 相手の目を見て真剣に聞いていることを表す.
- 途中で話を遮ったりしないこと.

沈黙した場合

- 一緒にしばらく黙って様子をみる.
- 沈黙から抜け出すために相手が最後に使った言葉で返してみる.
  例)「困ったんだよね」などと水を向ける.

笑顔で話すようにする

- 相手は緊張しているので「何を言っても大丈夫だからね」と言う.
- 気持ちを表情で伝えるようにする.

5．看護師長との密接な面談計画・方法の検討

　スタッフの定期的な面談は，面談前に看護師長との打ち合わせを先に行います．ここで紹介するのは，年間通して行う面談のことです．看護師長一人で行うか看護師長・主任とで行うか方法を決めます．

　面談は必ず人が入ってこない個室で行います．スタッフ個々の問題や，教育方法については看護師長と看護主任との連携が必要になります．そのため，入念な指導計画を，4月，9月，1月に立てる必要があります．

◆個人面談の内容

4月	・年度はじめは，前年度の反省および成長の程度を確認します． ・どの点を何のために伸ばす必要があるかの検討をします． ・本人が思う成果とともに，今年度は何を目標にするかを確認します．
9月	・年度はじめの計画が，本人のやる気にどの程度変化させることができたかを確認し指導の修正をします． ・実行の成果が見えず，悩んでいる点があれば相談にのり一緒に方向性を考えます．
1月	・次年度の研修・研究・昇格・異動など本人の希望を聞き，つながる評価をします．

面談の注意点

　トラブルは時間をおかず随時即面談をします．その場合はトラブル発生時間・場面状況を細かく観察・記載しておく，また可能であれば写真をとっておく，トラブル対象者の細かい内容は，時間を追って記録しておくことが重要です［「XIIさまざまなクレーム・トラブル対処のありかた」（p.102）参照］.

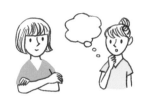

Memo

VIII 新任看護主任 ～1年目の学び方

　4月から看護主任への昇格と3月下旬に面談があった.「エッ, どうしよう!! 嬉しいけど, 何をどうすればいいの?」と, 事前準備や知識を心得ていない ……. 慌てて書店に行き「主任」という文字の入った本を探してしまいがちです.

　そのような「看護主任になりたて」の1年間を看護師長からの指導と学び として4・6・9月に分けて, その時期に気をつけて学ぶ内容を表にしています. 自分の学び方や病院の実態・看護部の方針に合わせて参考にしてください.

1か月目：看護師長とともに行動して学ぶ

★：とくに重要

ラウンドによる学び	学びの内容	ポイント／備考
●病棟内の状況把握 ●看護主任としての病棟管理 ・患者・看護師・他職種への対応 ●看護師長と一緒に看護師長不在時を想定, 看護師の連絡・報告の模擬を行う ●スタッフ業務の実践 ・スタッフと一緒に日常業務を実践 （日勤・夜勤） 患者へは今日の受け持ちであることを自己紹介しながら笑顔で挨拶する.	●看護主任としての役割を学ぶ ・病棟運営方法・目的 ・病棟の環境作り ・スタッフの育成方法 ●看護部への報告する視点を学ぶ ●スタッフのモデルになる. ・スタッフは常に看護主任の行動を観察していることを意識する. ●スタッフとの業務の中で患者のクレームや苦情はスタッフの防波堤になること ●病棟の管理で実践できていない部分をハッキリさせること	・ラウンド時は, 患者の名前を呼び, 患者の目を見て挨拶 ・看護師はマスクをし, 同じユニホーム着ているため, 患者は誰が誰だかわからない. そこで患者にもわかる「メガネ」や髪の結びかたなど, 自分の特徴を含めて自己紹介 ★スタッフへの目配りや気配りの大切さを学ぶ. ・インシデント・アクシデント発生時は詳細に報告 ・スタッフの勤務状況・患者の状況を報告 ・安全確認行動の徹底を図るために, 病院の安全マニュアルに沿った行動を学ぶ ・スタッフ業務の実践支援と助言の方法を学ぶ ・看護主任の自覚などで困っていることの助言を受ける

1～3か月目：管理業務　独り立ち

★：とくに重要

ラウンドによる学び	学ぶこと	ポイント／備考
● 看護師長不在時の代理責任業務 ・ 看護部への報告・連絡・相談の業務 ・ 看護部と連携・報告内容の確認	● 看護師長不在時には，看護部と連携を図る ・ 連絡ノートなどの活用工夫（看護師長 ⇔ 看護主任） ・ 看護師長に報告することを確認する	● 看護部への報告時不明な点があれば指導や助言を受ける ★ 看護主任として進捗状況確認のため看護師長面談受ける． ・ 患者の看護ケアと管理業務の両立の不安確認 ・ スタッフの看護ケアへのアドバイス方法 ・ 医療事故・災害時の対応と報告方法 ・ 他部門とのトラブルなどの対応では，感情的にならないように客観的に行う
● 仕事状況 ・ スタッフがリーダとして発言・行動ができているか確認 ・ スタッフと患者の日常業務を実践 ・ 医療事故・災害時における対応手順の確認	● 夜勤時のスタッフの把握 ・ スタッフの相談・助言 ・ スタッフの業務の進行状況の把握と援助方法 ・ 医療事故・災害時の対応と指導 ・ スタッフの患者状況把握と指導	
● 看護主任としての自己の成長振り返り確認 ・ リーダーシップ ・ 調整力・行動力（役割の遂行） ・ 患者ケアの知識・技術面の確認 ・ 職場内の人間関係 ・ 患者対応・スタッフとの協働業務の学び ・ 主任会や委員会に参加しての学び ・ 病棟の看護の質についての学び	● 看護主任としての自覚 ・ 委員会で活発な意見が述べられているか ・ 看護に関する書籍・雑誌での学び ・ 最新情報からの学び	★ 看護師長とは月に1回以上のミーティングを行う． ・ スタッフのこと ・ 管理業務のこと ・ 仕事の進め方 ・ 困っていることなど
● スタッフの指導 ・ 指導・育成に積極的に関与できているか ・ 困っているときの対応ができているか ・ 看護学生受け入れ時実習指導者との連携が取れているか	● スタッフ指導時の言葉かけや態度の学び ・ 看護学生は，実習指導・教員と連携を密にする	● ミーティング時には看護師長の指導・助言を受け看護主任としての評価を受ける ・ スタッフ業務の状況把握と指導・報告を看護師長に行う ・ 臨地実習の学生の教育指導内容は，卒業時の採用活動に影響するのでやさしく・丁寧に対応する

6か月目

ラウンドによる学び	学ぶこと	ポイント／備考
●管理業務（これまでの管理業務を継続） ・看護師長不在時には職場の管理業務を行う ・スタッフの急な休み・病気などの調整 ・緊急事態発生時の対応（看護部に報告・連絡・相談） ・不明な点は看護師長に相談 ●仕事状況把握・スタッフ指導 ・看護主任としての行動の確認 ・物品・医療機器の管理 ・病棟の環境管理 ・問題意識を持ち，業務内容の点検・業務改善の取り組みの把握 ・担当患者の看護 ・スタッフとの協働活動 ・リーダーシップの発揮 ・スタッフとのコミュニケーション ・新人看護師・中途採用看護師などの動き，患者との対応など，状況把握し師長に報告 ・看護主任としての実践状況の自覚 ●自己の成長について ・学会・セミナーなどへの参加 ・主任会や病院の委員会活動業務	●看護師長不在時対応 ・スタッフの緊急時の対応（当日の急な休み，通勤途中の事故など連絡） ・緊急事態発生時は，現場の確認と状況把握 ・看護部との連携・報告の重要性の自覚 ・事後報告でも必ず看護師長には報告する習慣を身につける ●看護師長にいつでも報告・連絡・相談をする ・一人よがりで仕事をしないこと ・スタッフの業務の支援ができること ・患者ケア時への配慮 ・仕事が遅いスタッフへの援助・支援 ●職場の会議などで，参加した学会・セミナー・委員会の報告	★業務に慣れる． ・面接の実態 ・管理業務でできていること・困っていること・不安に思うことのアドバイスを看護師長より受ける． ・スタッフの指導・育成方法は，看護師長と看護主任が相互に理解しながらスタッフの成長を見守る． ●経済性を考慮する ・衛生材料・物品などのデッドストックをなくす ・ベッドコントロールに関わる業務が円滑にできる ・日ごろからスタッフとコミュニケーションを図る ・カンファレンス時にリーダーシップが発揮できる ・看護主任としてスタッフ・患者からの苦情があるときは師長と相談しながら実践できる ●委員会などでの成果を職場で活用できるか提案

ラウンドによる学び	学ぶこと	ポイント／備考
●管理業務（これまでの管理業務を継続） ・独り立ちし，慣れからくるマンネリ感が出ていないかの自覚 ・看護部との連絡時の確認の自覚	●看護主任業務の項目や，日常業務の中でできている点とできていない点を把握	★管理・主任業務の修復状態の確認 ・師長より面談を受け進捗状況の確認と状況の確認
●仕事状況の確認・スタッフの指導（これまでの業務の継続） ・患者との看護ケアの調整 ・スタッフとの協働性・協調性 ・職場での雰囲気・スタッフの協力体制 ・スタッフと深いかかわりができるようになったか	●スタッフとの良好な人間関係が築かれて，充実したチーム医療が図れているか確認 ・スタッフの看護研究などの進捗状況の確認と助言やアドバイス	●スタッフも看護モデルとしてできているか看護師長の確認を得て修正する
●看護研究は指導・助言を受け学会発表できるようになったか ・自己の成長について（これまでの行動を継続） ・各学会などへの入会・参加の有無	●学会参加後の報告	●看護研究は学会発表を目標にする
●勤務表作成 ・看護師長から勤務表の作成方法の指導を受ける ・作成後は確認と指導助言を受け修正	●公休・夜勤の回数・スタッフの組み合わせ・有給休暇・長期休暇などの調整方法を師長より指導を受け，作成する	★勤務表の作成は，看護師長の点検・修正を受け作成時に気をつける点の助言を受ける ・病棟の勤務体制が影響するため指導を受ける

VIII

新任看護主任～1年目の学び方

12か月間の面接・評価を師長より受ける

★：とくに重要

●看護主任としての活動・管理業務・スタッフの指導教育・日常業務について看護師長よりフィードバックを受ける	●看護主任としてのステップアップに向け，今後の進め方について看護師長と面談をして自己の目標とする点を明らかにする	●看護主任として1年間学んだこと・今後に向けて看護師長面談指導・助言を受け今後の自己目標を明らかにする ★**看護主任としての自己課題の確認．** ・スタッフ育成は，看護師長との連携が大切であり，スタッフを見守りながら指導を継続していく ★**今後の仕事の取組み課題と目標を看護師長に提言することにより，自己の目標を明確にする**

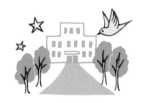

Memo

IX 中堅看護師離職の要因と採用面接時の注意

　少子高齢化が止まらない現状において，労働人口の確保が急務になり，多様な人材を積極的に活用する考え方「diversity，ダイバーシティ（多様性）」が浸透してきました．育児と両立しながら時短勤務・外国人労働者・定年後の再雇用・副業や兼業・職務内容を限定しながらも，スキルを最大限発揮した働き方が推進されています．

　看護師は国家資格を有している職業でもあり，就職先には困らない状況が昔から続いています．そのような背景が後押して自己のキャリアを磨きながら自己成長ができるチャンスが看護職には多くあります．

1．早期離職を引き起こす新卒看護師の要因

新卒1年生の指導の課題

　たとえば大学在学中の3年次の夏休みや春休みになる頃には，先輩の就職先を頼ってインターンシップを受け，進路相談室で病院の資料に目を通し就職先を探し始めます．実習グループのメンバーで情報交換し，4年次の夏頃には内定を取って今度は看護師国試に向けてまっしぐら勉強に励みます．このような状況を経験し，臨床現場の1年生になり，たくさんの希望や不安を抱え就職してきます．

　近年経験していることですが，就職1～3か月程で臨床1年目から職場の悩みを聞くことが多くあります．卒業して間がなく，病院のことも理解していない，研修期間で学んでいる時期に何を悩んでいるのだろうと疑問を覚えることがあります．思いあたるのは，新人研修で同期入職者の技術がよくできているように見え，自分はなぜできないのだろうと，悩むことが多くありますが，これは頑張ればよいことだと思います．

2．入職前と入職後のギャップ

事例1

約250床の中規模病院に就職した学生

　4月に就職しまだ研修期間ですが，病棟配属が決まり内科病棟勤務と告げられ，心して頑張ろうと思っていたそうです．そうこうしているうちに，就職1週間目で外来の人出が足りないので「悪いけど外来の手伝いにいってくれる？」と言われ，「どうして私は就職して1週間しかたっていないのに……」と，本人から焦って困っている様子のメールが来ました．「外来看護は大学では教育を受けたことがないので，何の本を読めばよいですか？　困っています」と訴えてきました．

　看護部長の考えは，人手が足りず困り果てた究極の選択であったことだろうと思います．しかし，これから夢多き看護師を成長させ育てていかなければならないときに，管理職としての真意を問いただしたくなります．

　看護主任としてこのような事例の相談を受けた場合は，看護師育成の基本を忘れないように対応していただきたいと思います．

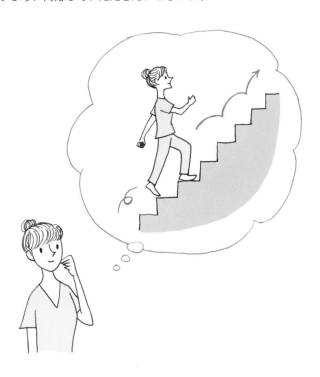

事例2 | 新人看護師就職3日で寮に入っていて「妊娠してしまいました」と言ってきた

　この場合は，ご両親は知っているのか，今後どのような働き方をしたいのかをまずは面談をして聞き取りました．また，妊娠している人は寮には入ることができないので，退寮していただき，ご主人になる方と相談して今後の方針を決めていくことで了解を得ましたが，その後，子どもを産んでから，再就職することになりました．

　このような場合は，再就職時，個別に新人研修をその人に合わせて計画をし，研修をすることになります．

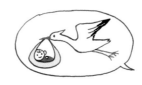

事例3 | 集合研修の技術指導時に「大学で学んだ技術が違う」・「指導ナースは私だけにいじめるような口調で言ってくる」などボヤキが聞かれた

　このようなときには，看護主任や教育担当者は新人を責めずに，自分自身の指導方法を見直してみましょう．「大学で学んだ方法と違う」と言われたら「大学ではどう教わったの？」と，実際に行ってもらい，たとえば，「大学のやり方もこの病院での方法もどちらでもよいのですが，○○のことを考えると○○かもね」などと，疑問に丁寧に答えてあげると，納得すると思います．

　どういうコメントや方法をとったらよいか，新人の個性に合わせた指導ができればよいでしょう．

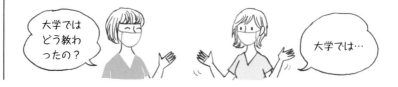

事例4

卒業生からの電話相談．新人看護師が
「○○さんがうつ病で3か月の診断書を出して休んだ，
それが認められれば，私もそうしようと思う」という内容．

　4月早々の新人看護師の集合研修中に，「教育担当者が何をどのように説明しているか内容がわからない」「新人に理解できるように説明できない」「無理難題を言ってくる」「看護師長の話を聞くべきか，教育委員長の話を聞くべきか統一されていない」「大変な病院に就職してしまった」「インターンシップのときは何も感じなかった」「○○さんがうつ病の診断書で休んだので，私も診断書を出して休もうと思う」と5月初めにメールがありました．

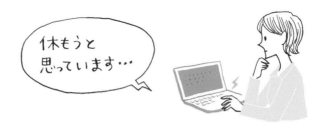

「休もうと
思っています…」

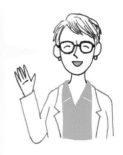

　「就職したばかりで何を考えているのだろう」，と疑問に感じることが多くあります．このようなことは研修担当している人たちが常に悩んでいることだと思います．看護主任の立場では，絶対辞めてほしくないとさまざまな手立てを考えて常日頃から取り組んでいることです．看護師経験をせめて3年，新人臨床研修を終えて「他人の芝生がきれいに見える」頃に異動を考えてほしいものです．

　以上のような事例は，現在では珍しいことではないのかもしれません．年々時代とともに変化が早く追いつかない現実が垣間見られます．病院で起きている事例を分析し共有していくことが必須であると思います．院内の教育委員会で事例を分析しながら，強いては看護部の取り組みを洗い出して妙案を考えていくことが大切になってくるように思います．

　新人看護師の退職者が病棟から出ると，病棟指導者や看護師長・主任はどのような指導をしているのかと，上層部から注意を受けることは必須です．そこで，採用条件のひとつにインターンシップを積極的に受け入れ，その段

階で観察しながらこの病院・病棟を選んでもらえるように，看護師長・主任で指導体制を構築していくことが大切になります．インターンシップ時に，内定を出せる学生を選んでおくことは，本当に効果的と思います．

3．中途採用（経験者採用）で感じる入職時のギャップ

　卒後4～5年が過ぎると，「他の病院で働いてみよう」という気持ちが湧いてきます．ライフイベントによる変化などで異動を考えなくてはてならないことも当然理解できます．

　しかし，今の病院に不満があり，変化を求めることができない・キャリアを求めることもできない，と思うと，異動や転職をしてみようという気持ちが起きるものです．

現在の採用方法の傾向（4月一括採用）

　これまでは，病休や老後の親の介護・育児休暇などで退職者や欠員を埋めるため，誰でもいいから採用をしていたという傾向がありました．現在もその傾向は少なからず続いていると思いますが，これからは徐々に採用傾向が変化しつつあります．

　近年は採用経費削減で，委託業者に依頼する傾向も減少し，病院のホームページに採用時の研修方法やインターンシップの情報を掲載し，入職時のギャップの軽減を図る工夫をしています．

　現在は，誰でもスマートフォンで検索することで情報が即伝わります．就職先として選んでもらうためには，ホームページに何を入れる必要があるか？　特徴あるホームページを作成し，魅力的にわかりやすく伝える必要があるように思います．

　そのためには，他の病院のホームページを調べてみる必要性があります．また，本院に就職した中途採用者の方にホームページには何が入るとよいか，また規模数も診療科も同じくらいの病院のホームページを比較して，実態を調べて工夫することも大切です．

「雇用形態」「勤務形態」「夜勤・夜間対応」「配置部署」などのギャップ

　求職者の近年の傾向は日本看護協会の調べによると，20代から40代に多く

みられ，若年層は精神的な健康状態・適正・能力の不安・超過勤務・夜勤負担が上位に挙げられています．

　中・高年代では，高年齢者確保措置の義務化・老後の過ごし方を考えて，長く働く場所を考え転職しています．

　採用段階で本人とのマッチングがカギになるため，採用担当者が十分工夫する必要性がでてきます．

求職時の条件・採用者側の条件のマッチング

　求職者のほとんどが求めている労働条件としては，自分の希望条件だけを出す人が多いと思います．そのような求職者に次の質問をしてください．

①これまでの仕事をふまえ転職するにあたり明確にしていること．
②今一番関心があること．身につけてきたこと．
③履歴書に書いてある具体的な資料を提示してもらえるか質問をする．
　例）看護師長をしていた人には，どのような成果を出したかを具体的に話してもらう
　　　（本当の実力が確認できます）．
④自己が得意としている職場メンバーとの協調性のとり方を具体的に話してもらう
　　　（しっかり表現できることがあるとマッチングに役立ちます）．
⑤継続的に行っていること．
⑥この病院で，自己の経験で何ができますか．
⑦態度・落ち着き・答え方の声の出し方などを観察してください．

看護師長・主任で入職者の面談をする場合

　病院の採用面接は主として看護部長が行います．その後，入職時期がハッキリ決定し自分の病棟に入職してくる場合に，看護師長から「入職者の面談を一緒に行って欲しい」という要請があります．たとえば，産休に入るスタッフがいるので，中途採用者（経験者採用）の応募があり，看護師長と同席して面接を行う場合が出てきたりします．そのようなときに，考えておかなければならないこととして，「世の中の状況の変化」があります．

　新型コロナウイルス（COVID-19）でパンデミックが起きたことにより，働き方が変化してきています．一般企業ではテレワークなどで会社に出勤という昔ながらの通勤風景が減少しています．また，教育現場ではZoomなどのオンライン教育ツールで学習するため通学せず，自宅のパソコン相手に１人

で学習するという，これまでにない環境で勉強せざるを得なくなってきました．

　しかし，病院・診療所で実際に患者に接し仕事をしている医療職はそのようなことができません．このような職業についている人を指して「エッセンシャル・ワーカー（essential worker）」というよび方は，新型コロナウイルス感染症が拡大する頃に外国の大統領が使い，ニュースなどでも使われております．人々の生活の根幹を支える医療職や福祉・保育などを指しています．

　このような現実の中で，他の病院へ転職する看護職が多くなりました．医療職全体でいえることですが，医療職者の転職は比較的簡単で気軽にしているように見えます．それは，国家資格を取得しており，さらには専門職という強みがあり，自己のキャリア向上・自己のライフイベントをきっかけに現在の働き方の雇用形態を変えていくことが多くみられるようになってきています．

　新卒で就職し，1つの職場に留まらず，自分のライフスタイルに合わせて働き方を自由に変え，認定・特定看護師などキャリアを磨き続けていく働き方ができるため，働く環境を変えることは特別なことではなく，当たり前なことでもある時代になったということです．

　自己のキャリアを磨き続け職場を変えられることは，選ばれる側からすると，いかに職場環境が充実しているかが問われることにもなります．そのため，転職を考える看護師に選んでもらうためアピールできる特徴を考える必要があります．

選んでもらえる病院のアピール方法の工夫

　これまで多くの病院は，看護実践能力を中心に職業能力評価と現任教育を連動させたベナーの考え方を基にした，クリニカルラダー制度を導入しています．クリニカルラダー制度は自己の能力を可視化するには適しているのですが，看護職としてキャリアを伸ばそうとして転職した場合，このラダー評価では個人のキャリア能力が不十分と思われます．

　要するに，転職先の病院のラダー制度では本人のキャリア能力の評価がはっきりしないし，そのツールもない状況が多いということです．

　そこで，転職してきた中途採用者の能力評価が課題になります．就職面接時「あなたはこの病院で，どんな実績をあげることができますか？」という問いに転職者がどの程度答えが出せるかになります．このような問いに転職

時に答えを出すことができる専門職看護師が，コロナ禍で問われ始めています．これが「ジョブ型雇用」になります．

「ジョブ型雇用」と「メンバーシップ型雇用」の違い

　日本独特の終身雇用制度が，すでに崩壊しつつあります．これまでは，会社が倒産しない限り職を失うことがない終身雇用でした．しかし，時代とともに看護職で企業を立ち上げていく方が多くなりました．このような現実を直視すると，新卒で就職した病院でラダー教育の一環で基礎教育研修を受け3年くらい過ぎると，自己のスキルを活かせる場所を探し，いろんな病院を転々として仕事を通して専門スキルを高めていくのが一般的でした．

　これが一般に多くの病院で行われている「メンバーシップ型雇用」です．新卒でスキルがない状態で研修を通し教育し，適性を見て配属し，院内で異動を繰り返し，病院を支える人材を長期的に育成していくスタイルです．

　このメリットは，「長期的に人材を育成できること」「人材の柔軟な移動・配属ができること」「忠誠心の高い職員を育成できること」終身雇用前提で雇用することで，病院に人を合わせていく「病院基準」の雇用になります．

　これは一つの専門性よりも幅広くさまざまな知識を身につけ，病院のことをより客観的に見られるように育てていくことです．ジョブ型ローテーションなどで異動させ，さまざまな経験を積ませるため長い期間を必要とします．

　ゆえに，早期離職をしないように長期的に働くほど，年齢給を採用し多額の退職金が受け取れる「年功序列型賃金体系」をセットにしていて「終身雇用」とよばれ，戦後の高度成長期に完成しました．

　しかし，ここ数年の新型コロナウイルス感染症の流行に伴い，テレワーク・在宅勤務が広がり雇用のあり方が大きく変わりました．ここで，ジョブ型採用とメンバーシップ型雇用の違いとメリット・デメリットを表にまとめました．

　中間管理職である看護主任は，自己の病棟管理をしていくうえで，現在のスタッフの成長を楽しみながらも，今後は認定などの資格を有している人材がいてくれると，病棟全体の士気があがることを予想しながら，雇用面接のチャンスが巡ってきたら，将来の構想を描きつつ参加してください．

◆ジョブ型採用とメンバーシップ型雇用の違い

	ジョブ型採用	メンバーシップ型採用
仕事場	限定的・明確・何を遂行すべきかジョブデスクリプション（職務記述書）で決められている.	総合的・幅広い・あいまい・病院の都合により変化していく.
求められるスキル	専門的・1つの分野の技術・スキルを磨き専門性を高めるスペシャリスト	総合的・さまざまな分野の知識・スキルを身につける. ゼネラリスト
転勤の有無	なし	あり
報酬制度	スキル依存，年齢学歴に関係なくスキルがある人が評価される.	年齢や勤務年齢に依存. スキルよりも年齢が重要
教育制度	自己研鑽，自ら進んで学ぶ.	集合研修・病院で用意されたものを受ける.
採用方法	中途採用	新卒一括採用
労働契約	仕事依存	病院依存

◆ジョブ型雇用のメリットとデメリット（雇用者側・求職者側）

	ジョブ型雇用のメリット	ジョブ型雇用のデメリット
雇用者側	専門人材の採用	病院の都合に合わせた転職や異動ができにくい.
	より成果が出やすい環境になる.	新卒者の活躍の場が少ない.
		転職される可能性がある.
求職者側	自分の専門分野で仕事につける.	積極的な自己研鑽が求められる.
	専門スキルを磨ける.	仕事がなくなるリスクがある.
	給与が上がる.	

Memo

X 看護主任としての キャリアプラン

1. 看護主任としての自己研鑽に努め, 能力の向上に励む

学会へ参加しよう

　看護主任として病棟の中核になったことを自覚しながら, 自己の課題を追求した「テーマ」をもつように心がけることが必要になります. その姿勢は, 常に病棟に新鮮な環境を作り, 活力ある職場につながることを意味します.

　このような看護主任としての態度を示すためには, 学会に参加し, 医療や看護の変化を学びつつ世の中の流れを実感する必要があります. しかし, ただ学会に参加すると考えるのではなく, 病棟の変化に結びつくような管理研究や自己の研究テーマの材料を探す機会にしようと意識するべきでしょう. 研究者に直接質問をして, 自身の看護の方向性を探るためにも学会への参加はよい機会になります.

看護に求められることを意識しよう

　看護職として, これから担う役割は新型コロナウイルス感染症が拡大し, 看護職に求められる看護の重要性や活動の場も広まり, 求められる専任や役割は大きく広がっています. また, 国の方針で「自宅や施設の利用者の住まいを中心に提供する」ことを打ち出しています. これからの医療や介護の役割は, 今後ますます大きなものになるでしょう. 入院期間は短くなって在宅療養が基本となり, 「地域包括ケア」が最重要視されてきています. 今後は私たちが経験したことがない感染症が起こる可能性もまだまだあります. 不明な点があっても, 感染対策はあらゆる角度から考え万全を期すこと, これは医療職全員が新型コロナウイルス感染症を通じ種々の学びを得たものであ

ります.

こうした世の中で医療職者として大切なのは，多くの臨床経験を持った専門職が核となり，マネジメント能力が結集されていくチーム作りだと思います．看護師は時間をかけて深く探求できる職業であり，今後あらゆる場で多くの活躍が期待されています．そのためのキャリアプランを考えて前進する必要性が求められています．

スタッフを刺激し，学びのチャンスを作る

看護師のキャリアアップを後押しする制度がさまざま発足し，多くの人材が単立っています．2015年10月より医師の手順書をもとに一定の判断をして行う特定行為のための研修制度が開始され，現在，多くの特定行為看護師が現場の医療職を助け支え，活躍しています．

このような社会の要請に応えるためには，一つひとつ努力して自己のキャリアを磨くことも大切ですが，そこにはおのずと限界があります．スタッフたちを刺激し，学ぶチャンスを作り，そのスタッフたちをマネジメントしながら一緒に学び，中間管理職としての資質を磨くことが大切になります．

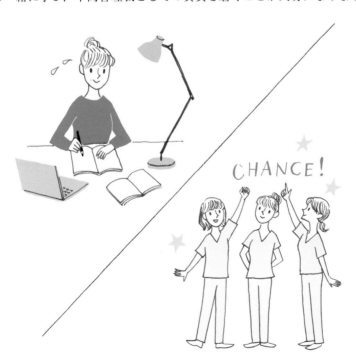

2. 日本看護協会の資格認定制度

目的

　医療の発展と高度化が進み，その中で専門分化が加速的に進み医療の現場において，看護師への要望および看護師の質向上の要望もあり，認定制度が発足しました．

　日本看護協会では，教育研修と認定看護師取得のための専門性を目指し，毎年多くの看護師が巣立ち地域で貢献しています．

専門看護師とは？

　専門看護師は，水準の高い看護を効率よく行うための技術と知識を追求し深め，卓越した看護を実践できると認められた看護師です．

資格取得方法	看護師経験が5年以上で，看護系大学で修士課程を修了して必要な単位を取得後，専門看護師認定審査に合格すると取得できます．審査合格した後は，専門看護師として実績を積み，5年ごとに資格更新に行うことになります．
専門看護師の活動	専門看護分野の専門性を発揮しながら6つの役割「実践・相談・調整・倫理調整・教育・研究」を発揮し，患者・家族に起きている問題を総合的にとらえて判断し，施設全体や地域の看護の質の向上に努めることを目的にしています．
活動分野	病院・訪問看護ステーション・大学等での教育の現場で活躍しています．
専門看護分野（13分野）	がん看護　慢性疾患看護　感染症看護　精神看護　老人看護　在宅看護　急性・重症患者看護　母性看護　地域看護　小児看護　家族看護　遺伝看護　災害看護　放射線看護

日本看護協会：専門看護師ってどんな看護師？
https://nintei.nurse.or.jp/nursing/qualification/cns（2023年1月検索）

認定看護師とは？

　認定看護師は，水準の高い看護で実践が高度化し専門分化が進む医療現場において，実践できると認められた看護師です．

資格取得方法	看護師経験が5年以上で，日本看護協会が定める600時間以上の認定看護師教育を修め，認定看護師認定審査に合格すると取得できます．審査合格した後は，認定看護師として実績を積み，5年ごとに資格更新に行うことになります．

認定看護師の活動	認定看護分野の専門性を発揮しながら，認定看護師の3つの役割「実践・指導・相談」を果たし，患者・家族によりよい看護を提供し，看護の質の向上に努めることを目的にしています．
活動分野	病院・訪問看護ステーションやクリニック・診療所，介護保険施設等で活動しています．
認定看護分野（A課程）21分野	特定行為研修を組み込まない（A課程）認定 感染管理　糖尿病看護　乳がん看護　皮膚排泄ケア　認知症看護　小児救急看護　緩和ケア　摂食・嚥下障害看護　慢性心不全看護　がん化学療法看護　脳卒中リハビリテーション看護　慢性呼吸器疾患看護　集中ケア　訪問看護　透析看護　救急看護　手術看護　がん放射線療法看護　がん性疼痛看護　新生児集中ケア　不妊症看護
認定看護分野（B課程）19分野	特定行為研修を組み込んでいる（B課程）認定 感染管理　手術看護　糖尿病看護　がん放射線療法看護　小児プライマリケア　乳がん看護　がん薬物療法看護　新生児集中ケア　認知症看護　緩和ケア　心不全看護　脳卒看護　クリティカルケア　腎不全看護　皮膚・排泄ケア　呼吸器疾患看護　生殖看護　在宅ケア　摂食嚥下障害看護

日本看護協会：認定看護師ってどんな看護師？
https://nintei.nurse.or.jp/nursing/qualification/cn（2023年1月検索）

認定看護管理者とは

　認定看護管理者は，管理者としての必要な知識を持ち，患者・家族や地域住民に対して質の高いサービスを提供できるように組織を改善し，発展させることができる能力を有すると認められた看護師です．

資格取得方法	看護師として5年以上の実践経験を持ち，日本看護協会が定めた465時間以上の認定看護管理者教育を修めるか，大学院で看護管理に関する単位を取得し，修士課程を修了した後に認定看護管理者認定審査にご合格することで取得できます．審査合格した後は，認定看護管理者として実績を積み，5年ごとに資格更新に行くことになります．
活動分野	自身が管理する組織の課題を明らかにし，組織内のさまざまな部署や人に働きかけ，組織全体のサービス提供体制の向上に取り組みます．
どのような立場で活動	病院や介護老人保健施設の副院長・看護部長をはじめとする管理者・訪問看護ステーションの所長として活動しています．

日本看護協会：認定看護管理者ってどんな看護師？
https://nintei.nurse.or.jp/nursing/qualification/cna（2023年1月検索）

3. 特定行為研修制度

「特定行為研修制度」は，2015年10月から「特定行為に係る看護師の研修制度」として保健師助産師看護師法に位置付けられた研修制度としてスタートしました．

2025年に向けて，さらなる在宅医療などの推進を図っていくために，個別に熟練した看護師のみでは足りず，医師または歯科医師の判断を待たずに，手順書により，一定の診療の補助を行う看護師を養成し，確保していく必要があるとして，特定行為制度を作りました．

そのため，「地域における医療及び介護の総合的な確保を推進するための関係法律の整備に関する法律」において，その行為を特定し，手順書によりそれを実施する場合の研修制度を創設し，看護師の養成を行うことを目的に全国の大学が主になり，養成が進んでいます．

特定行為は診療の補助であり，看護師が手順書により行う場合には，実践的な理解力，思考力並びに高度かつ専門的な知識および技術がとくに必要とされる38行為が特定されて進んでいますが，現在では特定行為が増加しています．これらの具体的なことは各施設に問い合わせてください．ここでは，教育のおおまかなアウトラインを述べることにしておきます．

NO	特定行為
1	経口用気管チューブ又は経鼻用気管チューブの位置の調整
2	侵襲的陽圧換気の設定の変更
3	非侵襲的陽圧換気の設定の変更
4	人工呼吸管理がなされている者に対する鎮静薬の投与量の調整
5	人工呼吸器からの離脱
6	気管カニューレの交換
7	一時的ペースメーカの操作及び管理
8	一時的ペースメーカリードの抜去
9	経皮的心拍補助装置の操作及び管理
10	大動脈内バルーンパンピングからの離脱を行うときの補助の頻度の調整

手順書 ➡ 専門的な知識や技術 ☆☆

38行為

11	心嚢ドレーンの抜去
12	低圧胸腔内持続吸引器の吸引圧の設定及び変更
13	胸腔ドレーンの抜去
14	腹腔ドレーンの抜去 (腹腔内に留置された穿刺針を含む)
15	胃ろうカテーテル若しくは腸ろうカテーテル又は胃ろうボタンの交換
16	膀胱ろうカテーテルの交換
17	中心静脈カテーテルの抜去
18	末梢留置型中心静脈注射用カテーテルの挿入
19	褥瘡又は慢性創傷の治療における血流のない壊死組織の除去
20	創傷に対する陰圧閉鎖療法
21	創部ドレーンの抜去
22	直接動脈穿刺法による採血
23	橈骨動脈ラインの確保
24	急性血液浄化療法における血液透析器又は血液透析濾過器の操作及び管理
25	持続点滴中の高カロリー輸液の投与量の調整
26	脱水症状に対する輸液による補正
27	感染徴候がある者に対する薬剤の臨時の投与
28	インスリンの投与量の調整
29	硬膜外カテーテルによる鎮痛剤の投与及び投与量の調整
30	持続点滴中のカテコラミンの投与量の調整
31	持続点滴中のナトリウム, カリウム又はクロールの投与量の調整
32	持続点滴中の降圧剤の投与量の調整
33	持続点滴中の糖質輸液又は電解質輸液の投与量の調整
34	持続点滴中の利尿剤の投与量の調整
35	抗けいれん剤の臨時の投与
36	抗精神病薬の臨時の投与
37	抗不安薬の臨時の投与
38	抗癌剤その他の薬剤が血管外に漏出したときのステロイド薬の局所注射及び投与量の調整

厚生労働省:「看護師の特定行為に係る研究機関の拡充支援事業」より項目のみ一部筆者改変

<参考>知っておくべき医療現場のIT化を支える専門職

診療情報管理士	・医療機関における患者のさまざまな診療情報を中心に国際統計分類に基づいて収集・管理することを行う. ・国家資格ではないが,現在では各病院の病床数に応じた診療情報管理士の配置が必要になっている. ・日本病院協会・日本医療法人協会・日本精神科病院協会・全日本病院協会の4団体で通信教育が行われている.
医療情報技師	・日本医療情報学会が2003年に「医療情報技師能力検定」を発足させている. ・2001年,厚生労働省が「保健医療情報化に向けてのグランドデザイン」を公表したことを契機に,このIT(情報技術)を進めるためには医療に携わるIT技術者の養成が急務であったことからスタートしている. ・この目的は,①医療の透明性,②医療の質評価,③医療の安全性の向上,④医療の効率化,⑤医療業務の改善,など.他の産業界との比較から医療界のIT化の遅れが著明である. ・その現実の必然性から生まれてきていると言っても過言ではない.
医療情報管理士	・医療機関における患者の診療情報を中心に人の健康に関する情報を国際統計分類(ICD)に基づいて収集管理する.
POS認定士	・日本POS医療学会が認定している. ・医療の過程をPOSで実践し記録・監査するための知識・技術・態度を持つ医療人を認定している. ・日本医療機能評価機構による審査項目にPOSに基づいて記載することが明記されている. ・新研修医制度において医師記録はPOSに基づいて記載する.

Memo

スタッフの個別性の理解と指導方法

　ここでは発達障害的傾向のある新人スタッフへの対応について考えてみましょう.

　近年，一般企業において発達障害傾向にあると疑われる，いわゆる「グレーゾーン」の新卒者が増えており，人事担当者が頭を悩ませている傾向がみられます．医療現場においても例外ではありません.

1. 発達障害的傾向のある新人看護師は増えている?

　入職後4月すぐに新人教育研修として，臨地実習であまり経験がない技術項目を，集中的に時間をかけてグループ研修を行っている病院・施設が多いと思います.

Column

発達障害的傾向のある新人は増えている

　私は，昔から人の様子を観察する習慣がある.「あの人，何となく落ちつきがない. 目がキョトキョト動いて話をしていても聞いてもらっていない感じがする. 聞き流されているような感じがある」と，いう感覚を味わうことがある. そのとき「お手洗いに行きたいの?」と，自分で感じたことを口に出してしまう. そのときの相手の反応は「えっ!どうしてですか?」「何となくソワソワ落ち着きがないのでお手洗いに行きたいのか? と思っただけ…」と返答するときがある. 時により相手に失礼な言い方になっているかもしれない，と思うが，あなたの態度は相手に対して失礼な態度になっている，ということがわかって欲しいと思い口に出してしまう.

事例

　新卒者のグループ研修で，実際に筆者が体験したことです．その研修は，グループごとに技術項目を学んでいく方法で進めていく計画を立てて行っていました．そのなかで，一人の新人看護師のAさんが，ある技術項目を学んでいる途中から一つのことにこだわってしまい，なかなかその先に進めなくなってしまったことがありました．

　Aさんが，技術のどの手順の何にこだわっているのかが不明で，グループ全体の進行が滞ってしまいました．そこでAさんだけを個別で指導することで，その場は何とか研修を終了することができました．

　Aさんを指導していくなかでわかったのは，「模擬患者とのコミュニケーションがまったくできない」ということでした．このようなことがあったため，その病院の教育委員の方と相談し，就職の際に提出された大学からのAさんの資料を確認しました．Aさんは机上の学習は優秀で評価は高く，しかし臨地実習の評価では，ギリギリの成績で合格評価を受けていたことが判明しました．

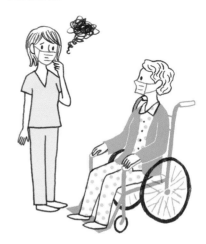

　大学在学中は学習範囲が指定され，それを言われた通りに学習しているので成績は優秀です．しかし，臨地実習では，患者とコミュニケーションができない・ケアができないなど，多重課題を提示すると，そこから先に進むことがまったくできなくなる学生が多くなっているのも事実です．

　在学中に実習指導者や担当教員が，その発達障害に気がついてくだされば，卒後の方向転換も可能です．いざ看護師国家試験に合格し，臨床現場に出て発達障害的傾向があるかもしれないと判断されると，臨床実践をしていくには大変難しい現実があり，患者を受け持たせることができないのが現実です．

4月早々の集合研修スタートから，看護師としての資質に疑問が残る新卒看護師が，とくに現在では増えているように思います．研修の場面で何か気になるということがあっても，まだ4月だから緊張しているのかもしれないと思いがちですから，気がつくことはまれです．

「何か，どこか気になるな」という新人看護師に対しては，しばらく継続的に様子をみてスタッフ全員で観察しながら定期的に分析し，その様子を記録に残しておく必要があります．このような場合は，看護師長と主任が職場の状況をみて指導内容を調整していきます．また，精神科や心療内科の医師と連携をとり，経過観察していくことも大切です．

2．発達障害的傾向のある人への対応

①発達障害的傾向のあるスタッフの観察の視点

- 他の人は職場環境に適応できたのに，その人はなぜできなかったのか．
- 他の人は臨機応変に対応できたのに，その人はなぜできなかったのか．
- 他の人はその場の空気を読み，うまく立ち回ったのに，その人はなぜできなかったのか．
- 他の人は困ったことがあったらすぐ相談するのに，その人はなぜ相談しようとしなかったのか．
- その人はなぜ込み入った状況になると混乱してしまうのか．
- その人はなぜ何回も遅刻してしまうのか．
- その人は患者の事故を自己判断し，連絡・報告できないのか．
- その人はなぜ数人の患者のケアを計画的にこなすことができないのか．
- その人はなぜ突然の割り込み業務ができないのか．
- その人はなぜ同じミスを何度も起こしてしまうのか．

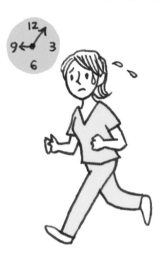

②発達障害的傾向のある人の実際

- 学生時代は範囲を決められた勉強をしているため成績はよい．これまでに本人が抱えている問題に気づかれないできた．
- 臨地実習は1人の患者を受け持ち，指導者がついているため，学生に特別気になる状態が繰り返されなければ見過ごされてしまう．
- 物事の整理ができない・物事にこだわる・感情のコントロールができない（衝動買い）．
- 時間管理が苦手（多重業務ができない，人との分担作業ができない）．
- 忘れもの，紛失物が多い（自分で行っていることを途中で忘れてしまう）．

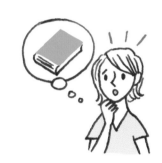

- 仕事や作業を順序立てて行うことが苦手（仕事がたまってしまう）．
- 状況判断ができない．
- ひとつのことを邪魔されなければ黙々と行える．

③発達障害的傾向のある人への対応のポイント

不注意【忘れる・集中できない・ケア途中でいなくなるなど同じようなミスを繰り返す】

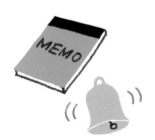

- 本人の努力だけでは改善が難しいため，メモ帳・アラームなどのツールを使う．
- 他の人が常に声をかけ，注意喚起をする．
- 集中が続く作業しやすい環境をつくる．

多重課題【同時に2つ以上進めることが苦手】

- 何かを行ってほしい場合は，誤解のないように具体的に指示する．
- できるだけ多重課題にならないように，一つずつ仕事をしてもらう．
- 今日やらなければならない仕事はメモ用紙で指示するなど，目に見える形にする．

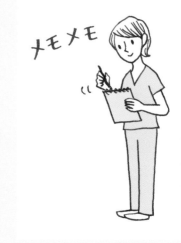

報連相【曖昧なものは理解できない・衝動性から報告する前に行ってしまう傾向がある】

- 話さなければならないことを一覧表にして渡し，該当するものはすべて報連相をしてもらう．
- 患者のケアを行うとき，また何か起きたときはタイミングを気にせず報告してもらう．
- 報連相の苦手な人は声をかけるか，定期的にミーティングの機会を持つ．

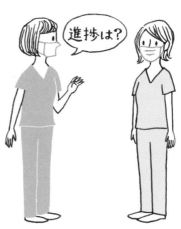

勝手な自己判断【自己判断で動き指示受けができない】

- 何かを実施する場合は，必ず相談してから行うルールにする．

3．発達障害的傾向のある人と働くときのポイント

①患者を「見ていました」というケース

　同じチームの看護師が昼休憩に行く前に「認知症のZさん，転倒リスクがあるので，見ておいてね」と申し送りをした．Zさんがナースステーションの前で転んだ．申し送りをした看護師がこのことを知って，本人にZさんのことを聞くと「言われたとおり見ていましたよ．何かにぶつかったみたいでした」との返事があった．

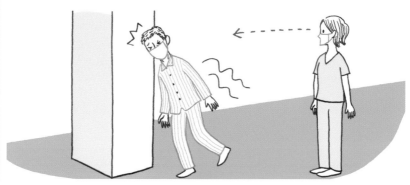

- 頼みごとは細かく具体的に対応まで伝える（言われた言葉をそのまま受け取る傾向にある）.
- 紙に書いて説明するなど，その人に合わせた工夫をする.

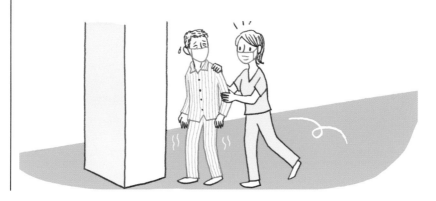

②割り込み業務ができないケース

卒後2年目の看護師で割り込み業務が入ると，これまで行っていた仕事を忘れてしまう傾向があった．　教育担当看護師が改善のためスケジュールを立案させるが，割り込み業務が入ると忘れてしまう傾向は変わらなかった．

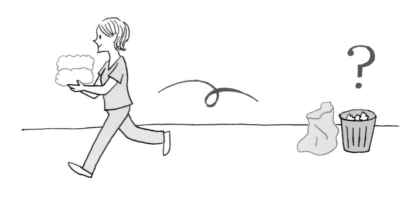

- 発達障害の二次障害には早期に介入する．
- 短期的・長期的な視点を持ってかかわることが大切である．
- 発達障害の傾向にある人は，ミスが続いたりすると重篤化しやすい．
- 早期に受診させ，自分の性格的傾向を理解してもらうことが必要になる．

4．障害者採用
（厚生労働省：障害者雇用率制度，2018）

　障害者雇用に伴う事業主の経済負担の調整を図るとともに，全体として障害者の雇用水準を引き上げる目的で障害者雇用納付金制度により奨励金が支給されます．そのため，医療界でも積極的に障害者が採用されています．

　それに伴い車椅子生活を余儀なくされているなど，障害のある看護師を採用している病院も多くなってきています．

・看護職として，どのような仕事ができるか相互で話し合い，職場を選ぶ必要がある．
・毎月の医療機関の受診日などを確認する．
・動きが過重になると，どのような症状になるかを確認する．
・いち看護師としての採用であることを確認する．

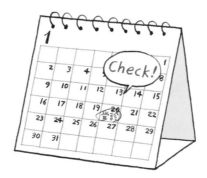

5．インシデントがなくならないスタッフへの対応

　発達障害傾向のある看護師の対応と一緒に考えていきます．

6. 新卒でうつ状態で欠勤が続くスタッフへの対応

◆就職したての新卒看護師の特徴

- インシデントを起こしがちである.
- チームメンバーとの協調性がない.
- 相談相手がいない,1人暮らし,友人をつくろうとしない.
- 患者からのクレームが多い.

- 面談時様子を聞くと元気で「明日から出勤します」と言いながら欠勤してしまう.
- 入職し3か月で「仕事ができません」と診断書を提出し休んでしまう.

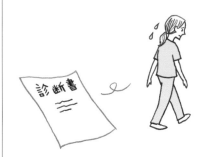
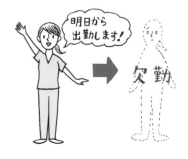

　このように,精神的に脆弱で打たれ弱く,すぐ落ち込みやすく,診断書を出して休む傾向があります.

　新人研修中は,とくに同期の新卒看護師と自身の技術を比較し,自分のできなさを思い知らされ,落ち込み・悩む時期でもあります.自己の技術力アップのため,コツコツ地道に努力しなくてはいけない気持ちよりも,焦る気持ちが強くなっている時期でもあります.

◆就職したての新卒看護師の傾向と対応

- 新卒就職1か月くらいで1人暮らしを
始めた新卒者は, 気持ち的に不安定で
ちょっとでも強い口調で注意すると,
休んでしまう例を多く聞いた.

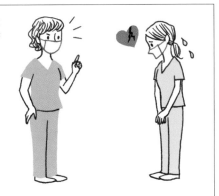

- この時期は研修期間でもあり, 教育担
当者は指導時の様子を観察し前兆を把
握してほしい.

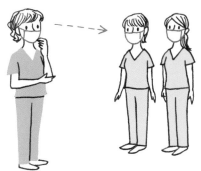

- 面談する場合は, ゆっくり時間をかけ
十分に話を聴くことに専念する.

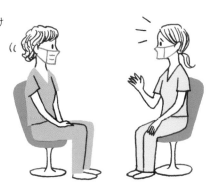

XII さまざまなクレーム・トラブル対処のありかた

　近年の経済産業の発展において，とくにコンピューターやネットワークの発展に伴い，個人情報の取り扱いが非常に問題になっています．

　私たち看護師は，患者の個人情報を知りながらケアにあたっているため，個々の看護師が個人情報の取り扱いについては，最も気をつかわなくてはいけないことと思います．一旦個人情報が洩れてしまうと止めようがありませんし，何よりも患者に一番迷惑をかけてしまいます．

　このような現状から，2003年5月に『個人情報の保護に関する法律（略称：個人情報保護法）』が成立しました．この法律を契機として，厚生労働省は2014年（平成26年）に職場のセクシュアルハラスメント（sexual harassment，略称：セクハラ）について，「働く人の個人としての尊厳を不当に傷つける社会的に許されない行為であるとともに，働く人が能力を十分に発揮することの妨げにもなる」として，男女雇用機会均等法により10項目の措置を義務づけています．これらは，職場・企業で必ず実施しなければならないものです．

Column

　クレームやトラブルはどんなときでも起こりえる.

　私は，主人の受診時にときどき付き添っていくことがある．職業上その病院実態を見てみたいという興味でもある．自分の受診でないため，廊下の張り紙・スピーカーの声・受付の方の対応・案内表示版のありかたなど実にさまざま目に入る．

　あるとき紹介状を持って，とある病院を受診した．60代前後の女医さんが担当してくださった．「紹介状持参の方ね．うちの病院は世界に3つしかない精密機械が入っているから安心してね．1週間入院してもらう必要があるの．検査の順番を早くするには個室に入ると順番が早くなるわね．55,000円・45,000円・35,000円どれにします？」と，当たり前のように矢継ぎ早に個室の値段を口にした．あまり高額だと大変なので一番安いのにした．入院後3日間経っても検査日が確定されない状況であった．「その大学病院の評判と訴訟の多さは知っていたが，このような実状ではクレームを付けたくなる」と，検査が行われない実体験を通して自己退院を看護主任(日曜日で師長は休みであった)に申し出た．するとこれまた聞くに堪えない言葉が返ってきた「訴えられたら困るんですけど……」と言う反応．この反応にも大変驚き，やはりこのような実態は常態化していると判断せざるを得なかった．

　主人に付き添い実態を経験し，よい勉強になった．

1. 職場のセクシュアルハラスメント対応

①事業主の方針の明確化及びその周知・啓発

• 職場におけるセクシュアルハラスメントがあってはならない旨の方針を明確にし、周知徹底すること。

• セクシュアルハラスメントの行為者については、厳正に対処する方針・対処の内容を就業規則の文書に規定して周知徹底すること。

②相談（苦情含む）に応じ、適切に対応するために必要な体制の整備

• 相談窓口をあらかじめ定めること。

• 相談窓口担当者が、内容や状況に応じ適切に対応できるようにすること。

③職場におけるセクシュアルハラスメントに係る事後の迅速かつ適正な対応

• 事実関係を迅速かつ正確に確認すること。

• 事実確認ができた場合は、速やかに被害者に対する配慮の措置を行うこと。

• 事実確認ができた場合は、行為者に対する措置を適正に行うこと。

• 再発防止に向けた措置を講ずること（事実が確認できなかった場合も同様）。

④1～3までの措置と併せて講ずるべき措置

• 「相談者・行為者等」のプライバシー保護するために必要な措置を講じ、周知すること。

• 相談したこと、事実関係の確認に協力したことを理由として不利益な取り扱いを行ってはならない旨を定め、周知・啓発すること。

厚生労働省都道府県労働局雇用環境・均等部（室）：令和3年度雇用環境・均等部（室）における法施行状況について　より著者一部改変

ここで紹介する事例は看護師長のパワーハラスメント（power harassment，略称：パワハラ）事例ですが，看護主任としてスタッフの管理・指導をしているときに起きやすいパワハラの例です．この事例では，病院側に600万円の支払いを命じられた裁判です．

　本事例から看護主任としてのスタッフへの対応のありかたを学んでいきましょう．

事例｜60代，女性看護師

　看護師であるWが，その上司である看護師長Yからパワハラを受け病気になったとして，勤務先の病院に損害賠償金を求めた訴訟である．

　判決によると，看護師Wは通勤中に急病人を救護し出勤が遅れた．通勤途中で出勤が遅れる事情を電話で別の上司に伝えていたが，出勤後に看護師長Yから「責任者の私に連絡しなさい」と怒鳴られた．

　看護師Wはその後，胸の痛みを訴え倒れ「心臓疾患」と診断され，さらに心的外傷後ストレス障害（PTSD）も発症した．

　この裁判で裁判長は，「看護師長は事情も聞かず威圧的に叱責し，非常に大きな心理的負荷を与えた．業務上必要な範囲を逸脱し，極めて不適切」と指摘した．また，看護師長Yの言動を放置した病院に対しても，安全配慮義務違反があるとした．さらに看護師長Yが看護師Wに対し，やむを得ない理由以外では，有給休暇の取得を認めていなかったことも認定し，「休暇制度の趣旨を無視する対応で，その結果，精神的負荷を与えた」とした．

2. さまざまなクレーム・トラブルの対処のしかた

　病棟では大勢のスタッフや医療職のメンバーと働いています．患者個人個人にさまざまなケアをしているときに，ある患者が痛みを訴えて，早く自分のケアをしてほしい状況で「看護師がいくら待っても来てくれない」と，大声をあげてしまう場合があったりします．

　一人ひとりの患者に丁寧に対応しているつもりでも，そのときのちょっとした看護師の対応に苛立ちを訴える人が出てきます．

　そのときに何が起きているか判断したうえでの初動対応が重要です（スタッフ・患者対応など）．まずはゆっくり話を聞いてください．声の調子・表情・全身状態を観察した後，その場の判断をしてください．

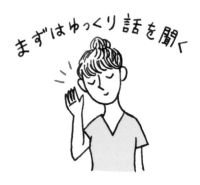

まずはゆっくり話を聞く

　それでも問題が解決しない場合は，初動対応においての食い違いや・経過のなかで混乱など，時間を追って分析していきます．スタッフや他職種との関係性などは，その後の感情のもつれに影響し，病棟環境の雰囲気を悪くしてしまう状況を作りだしてしまいます．

　その場を取り持つためには，看護主任として状況判断し，公平な判断を求められることが出てきますので，普段から冷静に状況を分析できる能力を養っておく必要があります．

3. 職場のパワーハラスメント

　近年，パワーハラスメント（パワハラ）被害が，スポーツ界で相次ぎ明かるみに出て波紋が大きくなり社会問題化し，改正労働施策総合推進法に基づく「パワーハラスメント防止措置」が中小企業の事業主にも義務化され，令和4年4月1日から実施されています．厚生労働省雇用環境・均等部（室）は，職場における「パワーハラスメント」の定義は，職場で行われる以下の①～③の要素すべてを満たす行為をいいます．

---

①優越的な関係を背景にした言動
②業務上必要かつ相当な範囲を超えたもの
③労働者の就業環境が害されるもの
※客観的にみて，業務上必要かつ相当な範囲に行われる適正な業務指示や指導は該当しません．

厚生労働省雇用環境・均等部（室）：パワーハラスメントの定義について．
https://www.mhlw.go.jp/content/11909500/000366276.pdf（2023年1月検索）

◆パワハラに「該当しない」例

暴行・傷害	誤ってぶつかる
精神的な攻撃	マナーを欠いた言動や行動を何度注意しても改善しない場合に強く注意する
人間関係からの切り離し	新規採用者の育成で短期集中研修などを個室で実施した
過大な要求	育成のため少し高いレベルの業務を任せる
過小な要求	労働者の能力に応じ，業務内容や量を軽減した
個の傷害	労働者への配慮を目的に家族の状況などを聞き取る

（厚生労働省：職場におけるパワーハラスメントに関して雇用管理上講ずべき措置等に関する指針の素案．を参考に作成）

4. ジェンダーハラスメント

　女性・男性という理由のみで，性格や能力の評価を決めつけるなど，性に関する固定観念や差別意識に基づいた嫌がらせ行為のことをいいます．

　ジェンダーハラスメントは，2021年に行われた東京オリンピック・パラリンピック競技大会組織委員会の元会長が「女性が多い会議は時間がかかる」といった発言があり，世界中から非難されたことは記憶に新しいのではないでしょうか．五輪精神に反するという理由で，IOCからも非難され，委員長を辞任したことが大きく報道されたこともあり，日本の男性社会のあり方が問題視された結果ともなりました．

　このことがきっかけで，日本は先進国でありながらジェンダー・ギャップ指数が世界144か国中121位と，ジェンダー格差問題が大きく取り上げられ検討されました．この点を，元・お茶の水女子大学学長の室伏きみ子氏は「意思決定できる立場に女性が複数いることが重要」と述べています．

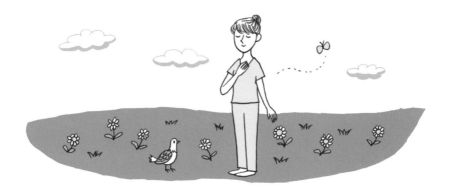

5. アカデミックハラスメント

　学校組織の中でも大きく取り上げられています． 職場での上司・部下との関係性の中で問題になる場合があるので，ぜひ参考にしてみましょう．

◆アカデミックハラスメント

- 大学や研究機関で，教職員が教育・研究上で権力を乱用し，不適切な言動や行動により不利益を与える精神的・身体的苦痛をいう．
- 研究活動への妨害・研究成果の収奪(著者の順番を教授が勝手に決めるなど)
- 学生の卒業，単位，進級の妨害・暴言，過度の叱責(学生や部下が持参した論文を読まずに破ったり，ごみ箱に入れたりするなど)
- 「アカデミックハラスメント」の「申し立て制度」が各大学で設けられている．

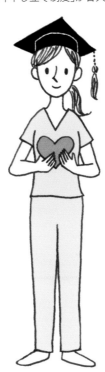

巻末付録

◆看護記録監査表（形式の監査）　　　　　　　　（自：自己監査　他：他者監査）

監査項目	自	他	コメント	
			自	他
1．入院日時は記載されているか				
2．連絡先は記載されているか				
3．主訴は記載されているか				
4．入院目的は記載されているか				
5．情報収集看護師のサインは記載されているか				
6．情報提供者の氏名は記載されているか				
7．プライマリーナースの氏名は記載されているか				
8．各用紙のサインは記載されているか				
9．各用紙の日時は記載されているか				
10．看護問題の#は記載されているか				
11．看護問題立案日の日付は記載されているか				
12．看護問題リストは24時間以内に立案されているか				
13．患者目標（期待される結果）は記載されているか				
14．計画は，OP（観察計画），TP（ケア計画），EP（指導・教育計画）を区別しているか				
15．経過記録には#が記載されているか				
16．経過記録はSOAPで記載されているか				
17．経過記録にはサインが記載されているか				
18．経時記録は時間ごとに記載されているか				
19．フローシートは観察項目がスケールで記載されているか				
20．サマリーは退院後7日以内に記載されているか				
21．サマリーは要約されているか				
22．すべての記録に略語は記載されていないか				
23．患者にわかりやすい記録になっているか				
24．人権・人格を侵害する表現になっていないか				
25．患者の性格などを否定する表現になっていないか				
26．憶測や決めつけた表現になっていないか				
27．あいまいな表現になっていないか				
28．医学的診断にかかわる表現を使っていないか				
29．看護師が独自につくった造語的言葉を使っていないか				
30．不適切な記号や感嘆符や疑問符を使っていないか				
31．訂正の方法は適切か				

古橋洋子：NEW実践！ナースのための看護記録 第4版. p.158, 学研メディカル秀潤社, 2019. より引用

◆**看護記録監査表（質の監査）** (自：自己監査　他：他者監査)

	監査項目	監査ポイント	自	コメント	他	コメント
データベース	看護の視点に立ち，必要なデータが記載されている	• 患者が一番気にしていることが主観的データとして記載されている • 主観的データは患者や家族の言葉で記載されている • 客観的データは事実に基づいた検査データや実際の観察・測定・インタビューから確認したものである				
アセスメント	データベースから看護介入が必要なものについてアセスメントしている	• 焦点を絞った点については深くアセスメントする．現実にある問題は，自覚症状・他覚症状が観察できるか．看護師がその原因を取り除くことができるか．患者さんはそのことをどのように思っているか • フィジカルアセスメントをしている（患者を系統的に視診・触診・打診・聴診の技術を使い，情報収集する） • 疾患により予測されることが推論されている • 看護の方向性が示されている				
看護問題リスト	1.データベースや経過記録のアセスメントから導き出されている 2.看護介入により解決または軽減できるものがあげられている	• 問題焦点型看護診断（3部形式）の表現をしている • リスク型看護診断（2部形式）の表現をしている • 問題が立案された時期は適切である • 患者の状態に合ったものになっている				

患者目標（期待される結果）	患者が達成可能な行動目標で立案されている	・患者目標は，患者自身が達成できるように表現されている. ・観察内容，測定内容，到達期限をした表現になっている				
看護計画	計画は修正，変更，追加，削除されている	・計画は，OP（観察計画），TP（ケア計画），EP（指導・教育計画）に分けて，具体的に表現されている ・患者目標をふまえて計画の修正，追加，削除がされている				
経過記録	1.看護問題に＃をつけ，SOAPで記録されている 2.突然起こった問題は，T（テンポラリー）として記載されている	・主観的データは患者の問題に関する自覚症状が，患者の言葉で記載されている ・客観的データは問題に関連した客観的に観察したデータや，家族や医師からの情報や検査データが記載される（看護師が判断した内容を含めないこと） ・アセスメントは期待される結果を達成するために実践した内容で判断し評価されている ・プランはアセスメントに基づき計画の修正や追加，削除がされている ・突然起こった問題はテンポラリーとして記載され，プランを立て24時間後に問題点として立案する場合は，＃をつけ記載されている．削除する場合は，アセスメントの欄に理由が記載されている				

フロー シート	1.スタンダード ケアについて 記載されてい る 2.#をつけて看 護問題として いる観察項目 も記載されて いる	• 観察項目が具体的に表現さ れ，記号化して記載されて いる • 患者さん個人に合わせ，フ ローシートが工夫され作成 されている				
サマ リー	• 行われた看護 について要約 されている	• 看護問題が看護ケアの結果 どのように変化したか要約 している • 今後継続される看護ケアが 立案されている				
全体像		自己監査評価 （自己課題）		監査委員 評価		サイン

古橋洋子：NEW実践！ナースのための看護記録 第4版. p.158, 学研メディカル秀潤社, 2019.
より引用

◆特定行為と特定行為の概要

特定行為	特定行為の概要
経口用気管チューブ又は経鼻用気管チューブの位置の調整	医師の指示の下，手順書により，身体所見（呼吸音，一回換気量，胸郭の上がり等）及び検査結果（経皮的動脈血酸素飽和度（SpO₂），レントゲン所見等）等が医師から指示された病状の範囲にあることを確認し，適切な部位に位置するように，経口用気管チューブ又は経鼻用気管チューブの深さの調整を行う．
侵襲的陽圧換気の設定の変更	医師の指示の下，手順書により，身体所見（人工呼吸器との同調，一回換気量，意識レベル等）及び検査結果（動脈血液ガス分析，経皮的動脈血酸素飽和度（SpO₂）等）等が医師から指示された病状の範囲にあることを確認し，酸素濃度や換気様式，呼吸回数，一回換気量等の人工呼吸器の設定条件を変更する．
非侵襲的陽圧換気の設定の変更	医師の指示の下，手順書により，身体所見（呼吸状態，気道の分泌物の量，努力呼吸の有無，意識レベル等）及び検査結果（動脈血液ガス分析，経皮的動脈血酸素飽和度（SpO₂）等）等が医師から指示された病状の範囲にあることを確認し，非侵襲的陽圧換気療法（NPPV）の設定条件を変更する．
人工呼吸管理がなされている者に対する鎮静薬の投与量の調整	医師の指示の下，手順書により，身体所見（睡眠や覚醒のリズム，呼吸状態，人工呼吸器との同調等）及び検査結果（動脈血液ガス分析，経皮的動脈血酸素飽和度（SpO₂）等）等が医師から指示された病状の範囲にあることを確認し，鎮静薬の投与量の調整を行う．
人工呼吸器からの離脱	医師の指示の下，手順書により，身体所見（呼吸状態，一回換気量，努力呼吸の有無，意識レベル等），検査結果（動脈血液ガス分析，経皮的動脈血酸素飽和度（SpO₂）等）及び血行動態等が医師から指示された病状の範囲にあることを確認し，人工呼吸器からの離脱（ウィーニング）を行う．
気管カニューレの交換	医師の指示の下，手順書により，気管カニューレの状態（カニューレ内の分泌物の貯留，内腔の狭窄の有無等），身体所見（呼吸状態等）及び検査結果（経皮的動脈血酸素飽和度（SpO₂）等）等が医師から指示された病状の範囲にあることを確認し，留置されている気管カニューレの交換を行う．
一時的ペースメーカの操作及び管理	医師の指示の下，手順書により，身体所見（血圧，自脈とペーシングとの調和，動悸の有無，めまい，呼吸困難感等）及び検査結果（心電図モニター所見等）等が医師から指示された病状の範囲にあることを確認し，ペースメーカの操作及び管理を行う．

114

一時的ペースメーカリードの抜去	医師の指示の下，手順書により，身体所見（血圧，自脈とペーシングとの調和，動悸の有無，めまい，呼吸困難感等）及び検査結果（心電図モニター所見等）等が医師から指示された病状の範囲にあることを確認し，経静脈的に挿入され右心室内に留置されているリードを抜去する．抜去部は，縫合，結紮閉鎖又は閉塞性ドレッシング剤の貼付を行う．縫合糸で固定されている場合は抜糸を行う．
経皮的心肺補助装置の操作及び管理	医師の指示の下，手順書により，身体所見（挿入部の状態，末梢冷感の有無，尿量等），血行動態（収縮期圧，肺動脈 楔 入圧（PCWP），心係数（CI），混合静脈血酸素 飽和度（Sv̄O₂），中心静脈圧（CVP）等）及び検査結果（活性化凝固時間（ACT）等）等が医師から指示された病状の範囲にあることを確認し，経皮的心肺補助装置（PCPS）の操作及び管理を行う．
大動脈内バルーンパンピングからの離脱を行うときの補助の頻度の調整	医師の指示の下，手順書により，身体所見（胸部症状，呼吸困難感の有無，尿量等）及び血行動態（血圧，肺動脈 楔 入圧（PCWP），混合静脈血酸素飽和度（Sv̄O₂），心係数（CI）等）等が医師から指示された病状の範囲にあることを確認し，大動脈内バルーンパンピング（IABP）離脱のための補助の頻度の調整を行う．
心嚢部ドレーンの抜去	医師の指示の下，手順書により，身体所見（排液の性状や量，挿入部の状態，心タンポナーデ症状の有無等）及び検査結果等が医師から指示された病状の範囲にあることを確認し，手術後の出血等の確認や液体等の貯留を予防するために挿入されている状況又は患者の病態が長期にわたって管理され安定している状況において，心嚢部へ挿入・留置されているドレーンを抜去する．抜去部は，縫合，結紮閉鎖又は閉塞性ドレッシング剤の貼付を行う．縫合糸で固定されている場合は抜糸を行う．
低圧胸腔内持続吸引器の吸引圧の設定及びその変更	医師の指示の下，手順書により，身体所見（呼吸状態，エアリークの有無，排液の性状や量等）及び検査結果（レントゲン所見等）等が医師から指示された病状の範囲にあることを確認し，吸引圧の設定及びその変更を行う．
胸腔ドレーンの抜去	医師の指示の下，手順書により，身体所見（呼吸状態，エアリークの有無，排液の性状や量，挿入部の状態等）及び検査結果（レントゲン所見等）が医師から指示された病状の範囲にあることを確認し，手術後の出血等の確認や液体等の貯留を予防するために挿入されている状況又は患者の病態が長期にわたって管理され安定している状況において，胸腔内に挿入・留置されているドレーンを，患者の呼吸を誘導しながら抜去する．抜去部は，縫合又は結紮閉鎖する．縫合糸で固定されている場合は抜糸を行う．

腹腔ドレーンの抜去（腹腔内に留置された穿刺針の抜針を含む.）	医師の指示の下，手順書により，身体所見（排液の性状や量，腹痛の程度，挿入部の状態等）等が医師から指示された病状の範囲にあることを確認し，腹腔内に挿入・留置されているドレーン又は穿刺針を抜去する．抜去部は，縫合，結紮閉鎖又は閉塞性ドレッシング剤の貼付を行う．縫合糸で固定されている場合は抜糸を行う．
胃ろうカテーテル若しくは腸ろうカテーテル又は胃ろうボタンの交換	医師の指示の下，手順書により，身体所見（ろう孔の破たんの有無，接着部や周囲の皮膚の状態，発熱の有無等）等が医師から指示された病状の範囲にあることを確認し，胃ろうカテーテル若しくは腸ろうカテーテル又は胃ろうボタンの交換を行う．
膀胱ろうカテーテルの交換	医師の指示の下，手順書により，身体所見（ろう孔の破たんの有無，接着部や周囲の皮膚の状態，発熱の有無等）等が医師から指示された病状の範囲にあることを確認し，膀胱ろうカテーテルの交換を行う．
中心静脈カテーテルの抜去	医師の指示の下，手順書により，身体所見（発熱の有無，食事摂取量等）及び検査結果等が医師から指示された病状の範囲にあることを確認し，中心静脈に挿入されているカテーテルを引き抜き，止血するとともに，全長が抜去されたことを確認する．抜去部は，縫合，結紮閉鎖又は閉塞性ドレッシング剤の貼付を行う．縫合糸で固定されている場合は抜糸を行う．
末梢留置型中心静脈注射用カテーテルの挿入	医師の指示の下，手順書により，身体所見（末梢血管の状態に基づく末梢静脈点滴実施の困難さ，食事摂取量等）及び検査結果等が医師から指示された病状の範囲にあることを確認し，超音波検査において穿刺静脈を選択し，経皮的に肘静脈又は上腕静脈を穿刺し，末梢留置型中心静脈注射用カテーテル（PICC）を挿入する．
褥瘡又は慢性創傷の治療における血流のない壊死組織の除去	医師の指示の下，手順書により，身体所見（血流のない壊死組織の範囲，肉芽の形成状態，膿や滲出液の有無，褥瘡部周囲の皮膚の発赤の程度，感染徴候の有無等），検査結果及び使用中の薬剤等が医師から指示された病状の範囲にあることを確認し，鎮痛が担保された状況において，血流のない遊離した壊死組織を滅菌ハサミ（剪刀），滅菌鑷子等で取り除き，創洗浄，注射針を用いた穿刺による排膿等を行う．出血があった場合は圧迫止血や双極性凝固器による止血処置を行う．
創傷に対する陰圧閉鎖療法	医師の指示の下，手順書により，身体所見（創部の深さ，創部の分泌物，壊死組織の有無，発赤，腫脹，疼痛等），血液検査結果及び使用中の薬剤等が医師から指示された病状の範囲にあることを確認し，創面全体を被覆剤で密封し，ドレナージ管を接続し吸引装置の陰圧の設定，モード（連続，間欠吸引）選択を行う．

創部ドレーンの抜去	医師の指示の下，手順書により，身体所見（排液の性状や量，挿入部の状態，発熱の有無等）及び検査結果等が医師から指示された病状の範囲にあることを確認し，創部に挿入・留置されているドレーンを抜去する．抜去部は開放，ガーゼドレナージ又は閉塞性ドレッシング剤の貼付を行う．縫合糸で固定されている場合は抜糸を行う．
直接動脈穿刺法による採血	医師の指示の下，手順書により，身体所見（呼吸状態，努力呼吸の有無等）及び検査結果（経皮的動脈血酸素飽和度（SpO₂）等）等が医師から指示された病状の範囲にあることを確認し，経皮的に橈骨動脈，上腕動脈，大腿動脈等を穿刺し，動脈血を採取した後，針を抜き圧迫止血を行う．
橈骨動脈ラインの確保	医師の指示の下，手順書により，身体所見（呼吸状態，努力呼吸の有無，チアノーゼ等）及び検査結果（動脈血液ガス分析，経皮的動脈血酸素飽和度（SpO₂）等）等が医師から指示された病状の範囲にあることを確認し，経皮的に橈骨動脈から穿刺し，内套針に動脈血の逆流を確認後に針を進め，最終的に外套のカニューレのみを動脈内に押し進め留置する．
急性血液浄化療法における血液透析器又は血液透析濾過器の操作及び管理	医師の指示の下，手順書により，身体所見（血圧，体重の変化，心電図モニター所見等），検査結果（動脈血液ガス分析，血中尿素窒素（BUN），カリウム値等）及び循環動態等が医師から指示された病状の範囲にあることを確認し，急性血液浄化療法における血液透析器又は血液透析濾過装置の操作及び管理を行う．
持続点滴中の高カロリー輸液の投与量の調整	医師の指示の下，手順書により，身体所見（食事摂取量，栄養状態等）及び検査結果等が医師から指示された病状の範囲にあることを確認し，持続点滴中の高カロリー輸液の投与量の調整を行う．
脱水症状に対する輸液による補正	医師の指示の下，手順書により，身体所見（食事摂取量，皮膚の乾燥の程度，排尿回数，発熱の有無，口渇や倦怠感の程度等）及び検査結果（電解質等）等が医師から指示された病状の範囲にあることを確認し，輸液による補正を行う．
感染徴候がある者に対する薬剤の臨時の投与	医師の指示の下，手順書により，身体所見（尿混濁の有無，発熱の程度等）及び検査結果等が医師から指示された病状の範囲にあることを確認し，感染徴候時の薬剤を投与する．
インスリンの投与量の調整	医師の指示の下，手順書（スライディングスケールは除く）により，身体所見（口渇，冷汗の程度，食事摂取量等）及び検査結果（血糖値等）等が医師から指示された病状の範囲にあることを確認し，インスリンの投与量の調整を行う．

硬膜外カテーテルによる鎮痛剤の投与及び投与量の調整	医師の指示の下，手順書により，身体所見（疼痛の程度，嘔気や呼吸困難感の有無，血圧等），術後経過（安静度の拡大等）及び検査結果等が医師から指示された病状の範囲にあることを確認し，硬膜外カテーテルからの鎮痛剤の投与及び投与量の調整を行う（患者自己調節鎮痛法（PCA）を除く）．
持続点滴中のカテコラミンの投与量の調整	医師の指示の下，手順書により，身体所見（動悸の有無，尿量，血圧等），血行動態及び検査結果等が医師から指示された病状の範囲にあることを確認し，持続点滴中のカテコラミン（注射薬）の投与量の調整を行う．
持続点滴中のナトリウム，カリウム又はクロールの投与量の調整	医師の指示の下，手順書により，身体所見（口渇や倦怠感の程度，不整脈の有無，尿量等）及び検査結果（電解質，酸塩基平衡等）等が医師から指示された病状の範囲にあることを確認し，持続点滴中のナトリウム，カリウム又はクロール（注射薬）の投与量の調整を行う．
持続点滴中の降圧剤の投与量の調整	医師の指示の下，手順書により，身体所見（意識レベル，尿量の変化，血圧等）及び検査結果等が医師から指示された病状の範囲にあることを確認し，持続点滴中の降圧剤（注射薬）の投与量の調整を行う．
持続点滴中の糖質輸液又は電解質輸液の投与量の調整	医師の指示の下，手順書により，身体所見（食事摂取量，栄養状態，尿量，水分摂取量，不感蒸泄等）等が医師から指示された病状の範囲にあることを確認し，持続点滴中の糖質輸液，電解質輸液の投与量の調整を行う．
持続点滴中の利尿剤の投与量の調整	医師の指示の下，手順書により，身体所見（口渇，血圧，尿量，水分摂取量，不感蒸泄等）及び検査結果（電解質等）等が医師から指示された病状の範囲にあることを確認し，持続点滴中の利尿剤（注射薬）の投与量の調整を行う．
抗けいれん剤の臨時の投与	医師の指示の下，手順書により，身体所見（発熱の程度，頭痛や嘔吐の有無，発作の様子等）及び既往の有無等が医師から指示された病状の範囲にあることを確認し，抗けいれん剤を投与する．
抗精神病薬の臨時の投与	医師の指示の下，手順書により，身体所見（興奮状態の程度や継続時間，せん妄の有無等）等が医師から指示された病状の範囲にあることを確認し，抗精神病薬を投与する．
抗不安薬の臨時の投与	医師の指示の下，手順書により，身体所見（不安の程度や継続時間等）等が医師から指示された病状の範囲にあることを確認し，抗不安薬を投与する．
抗癌剤その他の薬剤が血管外に漏出したときのステロイド薬の局所注射及び投与量の調整	医師の指示の下，手順書により，身体所見（穿刺部位の皮膚の発赤や腫脹の程度，疼痛の有無等）及び漏出した薬剤の量等が医師から指示された病状の範囲にあることを確認し，副腎皮質ステロイド薬（注射薬）の局所注射及び投与量の調整を行う．

厚生労働省：特定行為に係る看護師の研修制度について．

https://www.mhlw.go.jp/stf/seisakunitsuite/bunya/0000050325.html （2023年1月閲覧）

索引

119